DIE KRAFT DER WURZELN

MIRIAM WIEGELE

DIE KRAFT DER WURZELN

Heilwirkung
und Anwendung

MIT ILLUSTRATIONEN VON
VERONIKA HALMBACHER

Servus

INHALT

WAS SIND WURZELN?

Wurzeln spielen in der Natur seit jeher eine zentrale Rolle – sie sind die Vorratskammer aller Gewächse: Über sie nehmen die Pflanzen alles, was sie zum Leben brauchen, aus der Erde auf. Sie erhalten Wasser, wichtige Mineralstoffe und andere Nährstoffe aus dem Boden und geben sie je nach Bedarf wieder an die Oberflächenteile der Pflanze ab.

Neben Sprossachse und Blättern ist die Wurzel, Radix genannt, eines der Hauptorgane der Pflanze. Ihr Aufbau ist äußerst komplex und sie besteht aus einer Vielzahl einzelner Schichten.

Die Wurzel kann sowohl in die Länge wachsen als auch in die Breite. Die Gesamtoberfläche des Wurzelsystems ist bei gut angewachsenen Pflanzen häufig um ein Vielfaches größer als die des oberirdisch wachsenden Sprosssystems.

Treibt eine Pflanze aus, bildet sich zunächst die Keimwurzel und erst danach die Sprossachse. Verzweigungen der Wurzeln entstehen immer aus ihrem Inneren heraus, außerdem tragen Wurzeln niemals Blätter. Sie bewegen sich während ihres Wachstums in Richtung des Erdmittelpunktes, während die Sprossachse in die entgegengesetzte Richtung wächst, damit die Pflanze eine aufrechte Position einnehmen kann.

AUFBAU DER WURZEL

Die Wurzel gliedert sich in folgende Teile: Hauptwurzel, Nebenwurzeln, Wurzelspitze, Wurzelhaube, Wurzelhals und Wurzelhärchen.

Über den Wurzelhals ist sie mit dem oberirdischen Teil der Pflanze, der Sprossachse verbunden. Der Wurzelhals liegt also im Übergangsbereich zwischen unter und über der Erde. Die Hauptwurzel verzweigt sich über die Nebenwurzeln. An jeder Verästelung der Wurzeln und Nebenwurzeln sitzen Wurzelspitzen. Im vordersten Bereich sitzt die Wurzelhaube. Sie schützt die Wurzel beim Wachsen durch das Erdreich. Dahinter liegt der Bereich des Streckenwachstums. Hier wächst und streckt sich die Wurzel durch das Streckenwachstum der Zellen und bohrt sich weiter durch die Erde.

Durch ihre feine Verästelung erreichen die Wurzeln eine sehr große Gesamtoberfläche, was besonders wichtig für die Aufnahme von ausreichend Wasser und Nährsalzen ist. Nach außen wird die Wurzel durch die kurzlebige Epidermis (griech. Überhaut) abgeschirmt.

DIE BESTE ERNTEZEIT FÜR WURZELN

In der Regel beginnt die Erntezeit der Wurzeln im Spätsommer, wenn die Inhaltsstoffe der Pflanzen als Nährstoffspeicher in die Wurzel wandern. Das Chlorophyll aus den Blättern wird in den Speicherorganen der Pflanzen eingelagert, um im nächsten Jahr für das neuerliche Wachstum zur Verfügung zu stehen.

Wenn die oberirdischen Pflanzenteile abzusterben beginnen, das heißt vertrocknet sind, beginnt die beste Zeit, um die Wurzeln zu ernten. Das erfordert etwas Arbeit, da diese ausgegraben werden müssen. Um dicke Wurzeln aus dem Boden zu holen, heißt es graben – einfach nur ziehen wird selten zum Erfolg führen. Mit Wurzelstecher, Handschaufel oder Grabgabel muss man den Wurzeln nachspüren. Generell sollte man vor dem Ausgraben bedenken, ob es sich um Pfahl- oder Tiefwurzler handelt – je nachdem muss man entweder oberflächlich in die Breite graben oder sehr tief nach unten.

Um die Pflanzen für die Weiterkultur zu erhalten, gibt es verschiedene Möglichkeiten. Manche, wie der Eibisch, entwickeln am oberen Teil der Wurzeln Schösslinge, die über den Winter in Sand eingeschlagen und im Frühjahr gepflanzt werden können. Von anderen Wurzeln, vor allem Rhizomen (Wurzelstöcken) kann man einige der Wurzelausläufer zur Vermehrung nutzen.

Wurzeln sollte man besser nicht ernten, wenn es vorher geregnet hat, da sie dann schwer zu reinigen sind. Der beste Zeitpunkt ist der späte Nachmittag, da dann die Konzentration der Wirkstoffe in der Wurzel am höchsten ist. Wenn es sich mit den Witterungsbedingungen vereinbaren lässt, wäre die Ernte während des absteigenden (nicht abnehmenden!) Mondes am besten. Nach dem Ausgraben werden die Wurzeln unter fließendem Wasser gespült und eventuell mit einer Bürste gereinigt. Dann werden sie je nach Wurzelform zerkleinert: Pfahlwurzeln sollte man in Scheiben schneiden, Rhizome halbieren.

TROCKNEN DER WURZELN

Entweder werden die Wurzeln an einem Faden aufgefädelt und in einem warmen Raum zum Trocknen aufgehängt, oder man legt sie auf einen Gitterrost und trocknet sie im Backofen bei niedrigster Stufe.

Das Trocknen dauert je nach Wurzel unterschiedlich lange, schleimstoffhaltige Wurzeln wie Eibisch und Beinwell brauchen beispielsweise etwas länger. Trocken sind sie, wenn sich die Wurzelstücke brechen lassen. Danach sollte man sie in trockenen Gläsern aufbewahren und beschriften!

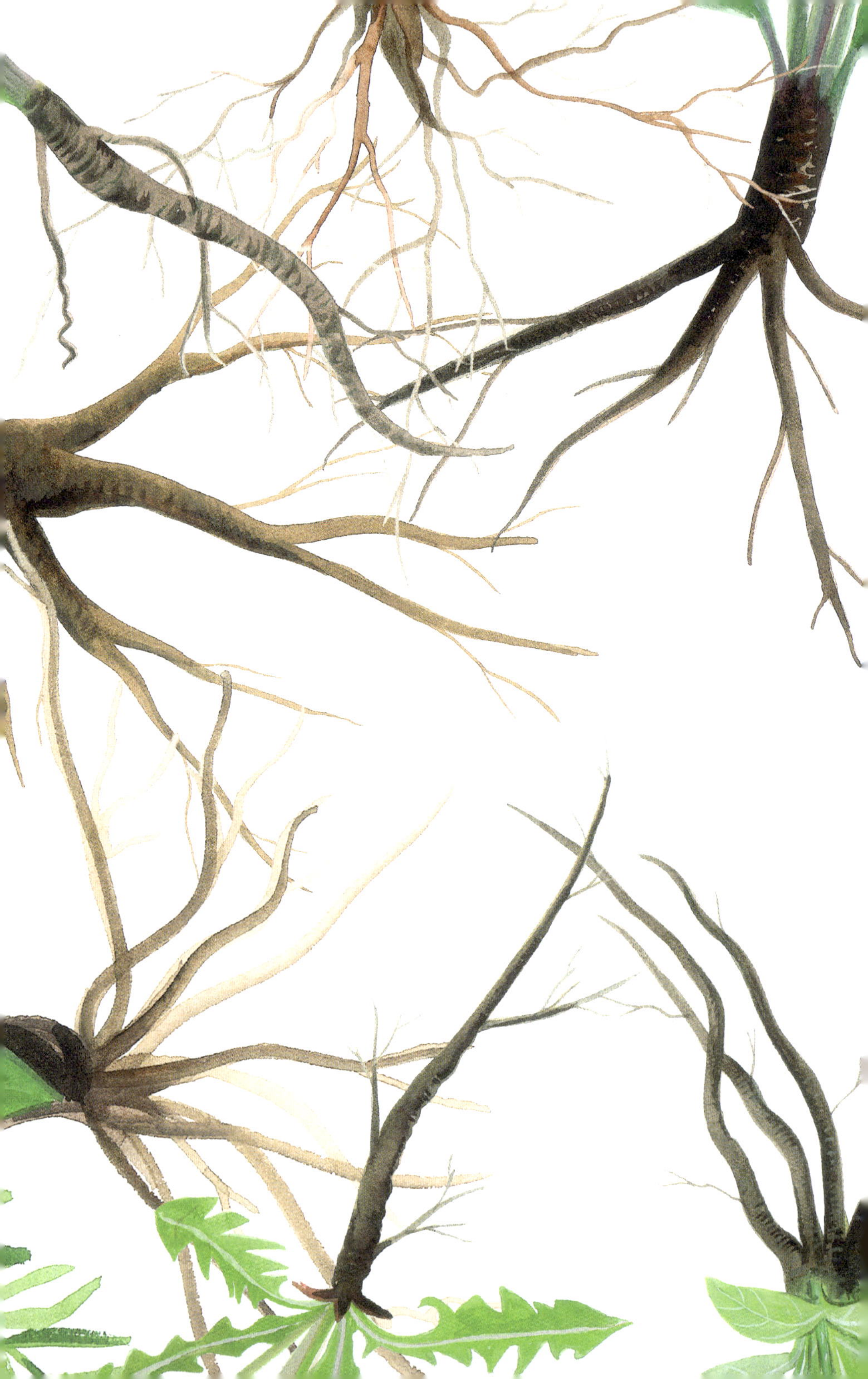

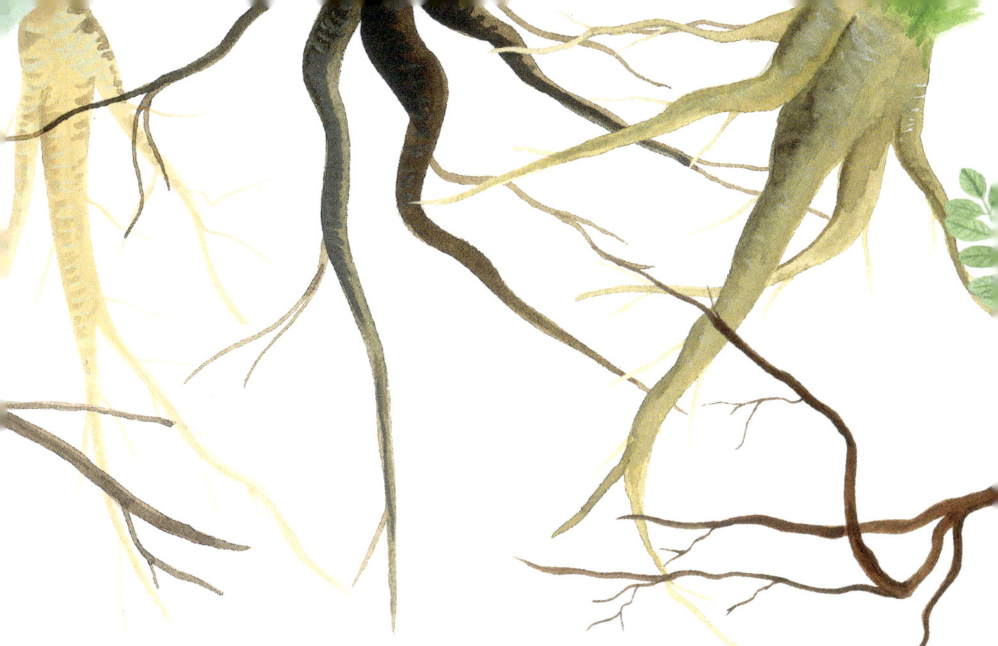

HEILENDE WURZELKRÄFTE AUS GARTEN UND WIESE

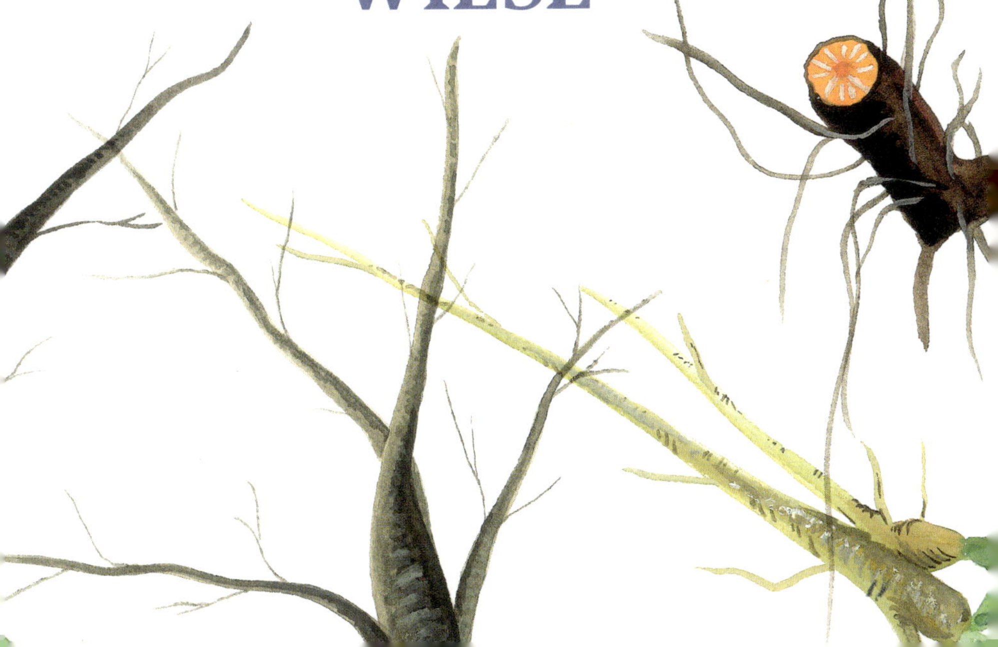

ALANT

(Inula helenium)

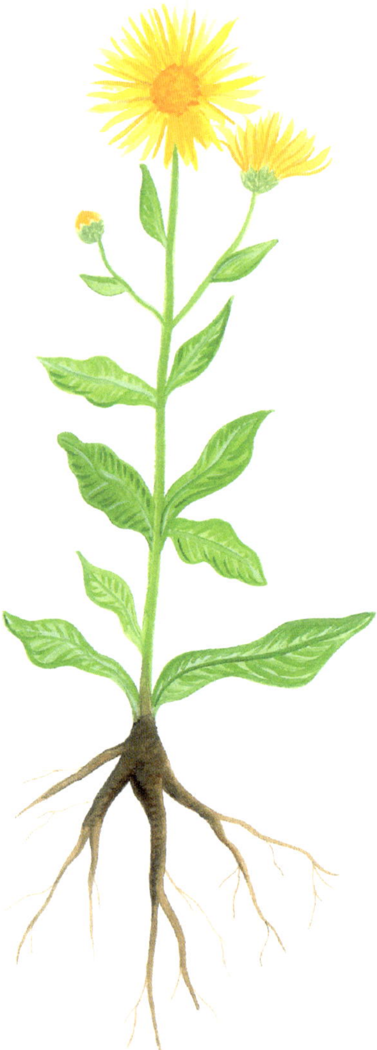

Vermutlich aus Asien stammend, ziert der Alant schon seit langem die Bauerngärten. Auffällig an diesem Korbblütler ist, dass er sich primär im Blattbereich auslebt bzw. ausbreitet. Aus dem ästigen Wurzelstock erhebt sich ein teilweise bis zu 1,8 Meter hoher, kräftiger Stängel, umgeben von langen, breiten Blättern, die in einem rhythmischen Aufbau nach oben hin immer kleiner werden und dann im Hochsommer von kleinen Sonnen gleichenden, goldgelben Blüten bekränzt werden.

Schon der kräuterkundige Arzt Dioskorides (60 n. Chr.) empfahl den Alant als Mittel gegen Husten und Paracelsus setzte ihn gegen viele Lungenleiden ein. Ebenso beschrieb ihn auch Hildegard von Bingen: »Und wer in der Lunge Schmerzen hat, der trinke ihn (den Alantwein) täglich vor dem Essen.«

– ANWENDUNG –

Der Alant produziert ätherische Öle, die stark antibakteriell und krampflösend wirken – nicht nur, wie sonst üblich, in Blättern und Blüten, sondern auch in der Wurzel. Der Alant ist also dazu imstande, die Sonnenkraft bis in die Wurzeln zu leiten. Alantwurzeltee ist besonders älteren Menschen zu empfehlen, die unter chronischen Bronchialkatarrhen leiden. Das wirksame ätherische Öl enthält unter anderem Alantkampfer, der stark antibakteriell wirkt, weshalb Alant auch gegen Tuberkulose empfohlen wurde. Auch eine krampflösende und auswurffördernde Wirkung kann ihm zugeschrieben werden, weshalb die Alantwurzel in Kombination mit den tonisierenden Bitterstoffen als Heilmittel bei chronischen Atemwegsproblemen empfohlen wird. In diesem Fall kann das regelmäßige Trinken des Alantwurzeltees die Linderung der Beschwerden begünstigen.

VERARBEITUNG

- ALANTWEIN -

Eine Handvoll frisch geschnittener Wurzeln in einem Liter Weißwein ansetzen, 1–2 Wochen stehen lassen, abfiltern und mit Honig süßen. Vor der Mahlzeit ein kleines Glas trinken.

- ALANTLIKÖR -

ca. 50 g Alantwurzeln, Orangenschalen (biologische) und etwas Tausendgüldenkraut in 0,5 Liter 40%-Alkohol ansetzen; 10 Tropfen gegen Magenschwäche, verschleimte Atemwege und allgemeines Schwächegefühl oder während der Rekonvaleszenz und nach Operationen.

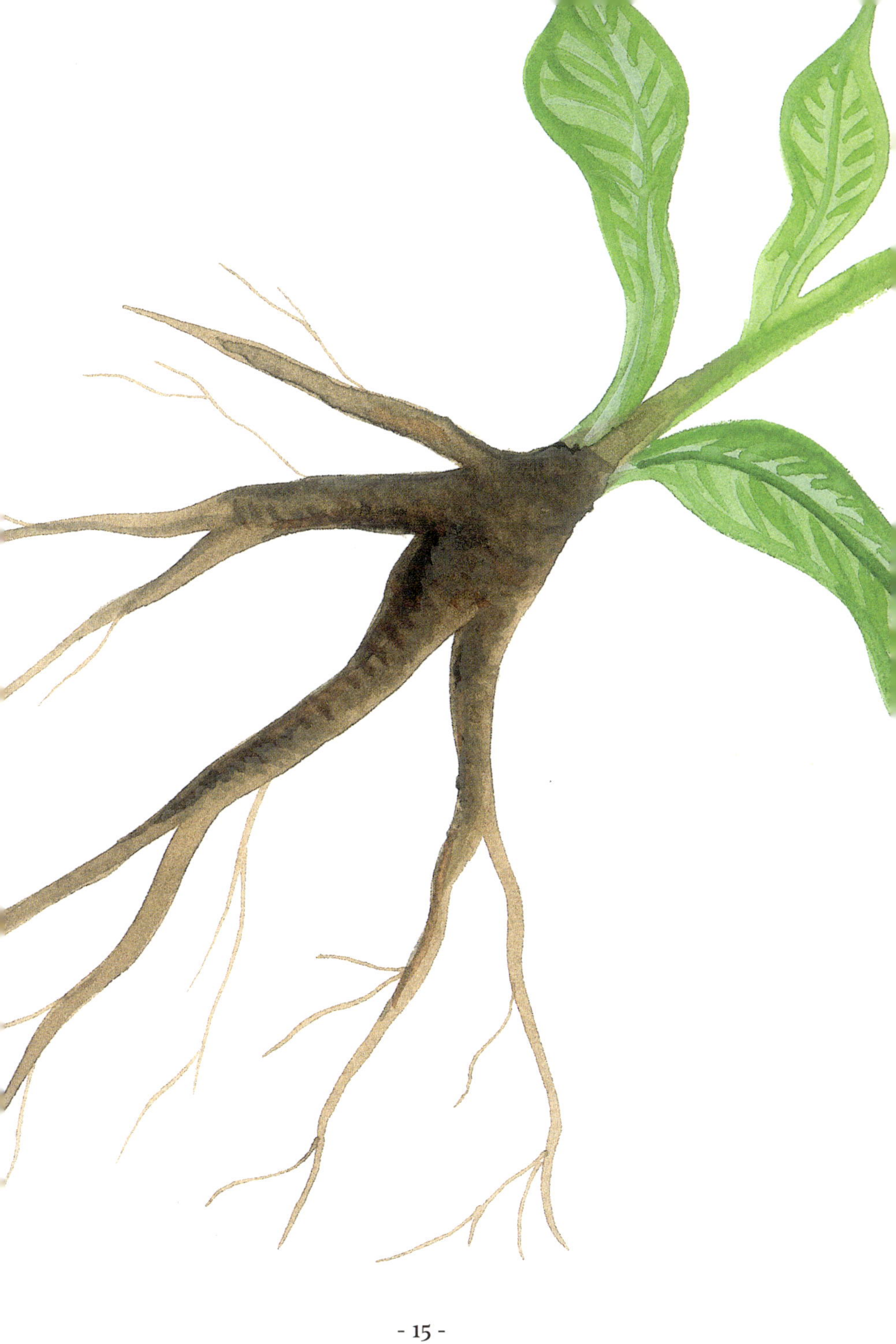

BALDRIAN

(Valeriana officinalis)

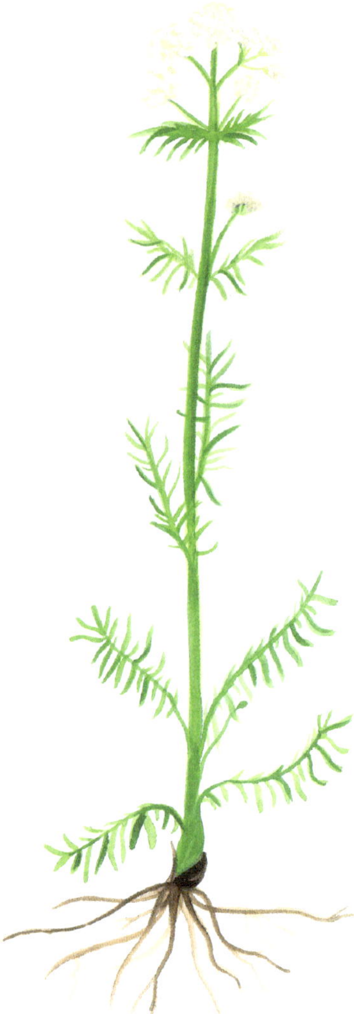

Der Baldrian wächst auf Lichtungen im Wald, auf feuchten Wiesen, in Auen oder ganz nahe am Fluss, er liebt also eine feuchte Umgebung. Am Baldrian ist nichts Schweres, Dunkles – luftig und leicht lebt er ganz zum Licht hin. Daher sahen die alten Germanen die Kräfte des Lichtgottes Baldur in ihm gebündelt. Den botanischen Namen hat er allerdings vom lateinischen Wort *valere,* sich wohlbefinden, erhalten.

Die Wurzel des Baldrians hat eine besondere Form – am Rhizom hängen unzählige lange, dünne Wurzeln, die die Pflanze stark im Boden verankern. Der Baldrian hilft daher besonders den Menschen, die Gefahr laufen, den Boden unter den Füßen zu verlieren. Die Wissenschaft bezweifelte lange die von der Volksmedizin beschriebene Heilwirkung des Baldrians bei Schlaflosigkeit und nervösen Unruhezuständen, da als Inhaltsstoffe nur die ätherischen Öle bekannt waren. Doch durch die Entdeckung der Valepotriate (die charakteristischen Inhaltsstoffe einiger Valerianacae-Gattungen) konnten die alten Erkenntnisse bestätigt werden.

– ANWENDUNG –

Die Baldrianwurzel ist eines der bekanntesten pflanzlichen Beruhigungsmittel. Nachgesagt wird ihr vor allem eine Wirksamkeit bei Unruhe- und Angstzuständen, Schlafstörungen oder nervositätsbedingten Herzbeschwerden.

Baldrian ist aber kein Mittel, das sofort schlaffördernd wirkt, sondern versetzt den Menschen in einen entspannten Zustand und erhöht damit die natürliche Einschlafbereitschaft.

Der Baldriantee hilft daher auch bei Gedankenflucht. Außerdem entspannt er vor Prüfungen. Das Besondere an Baldrian ist, dass er anregend wirkt, wenn man erschöpft ist, und entspannend, wenn man überreizt ist.

VERARBEITUNG

– FRISCHPFLANZENTINKTUR –

In einem dunklen Raum einen Monat ausziehen lassen. Zur Dosierung gibt es unterschiedliche Auffassungen. Die Wissenschaft meint, dass erst ab 30 Tropfen eine Wirkung zu erwarten ist. Naturheilkundlich orientierte Therapeuten empfehlen dagegen, vor dem Schlafengehen höchstens 3–7 Tropfen und bei Nervosität 1–3 × täglich 2–5 Tropfen einzunehmen. Die Baldriantinktur ist zudem auch in der Apotheke erhältlich.

– BALDRIANWEIN –

Gefäß zu einem Drittel mit den zerkleinerten Wurzeln füllen, 1 EL zerkleinerte, ungespritzte Orangenschalen dazugeben, mit trockenem Weißwein auffüllen, zwei Wochen dunkel ziehen lassen, vor dem Schlafengehen ein Likörglas davon genießen.

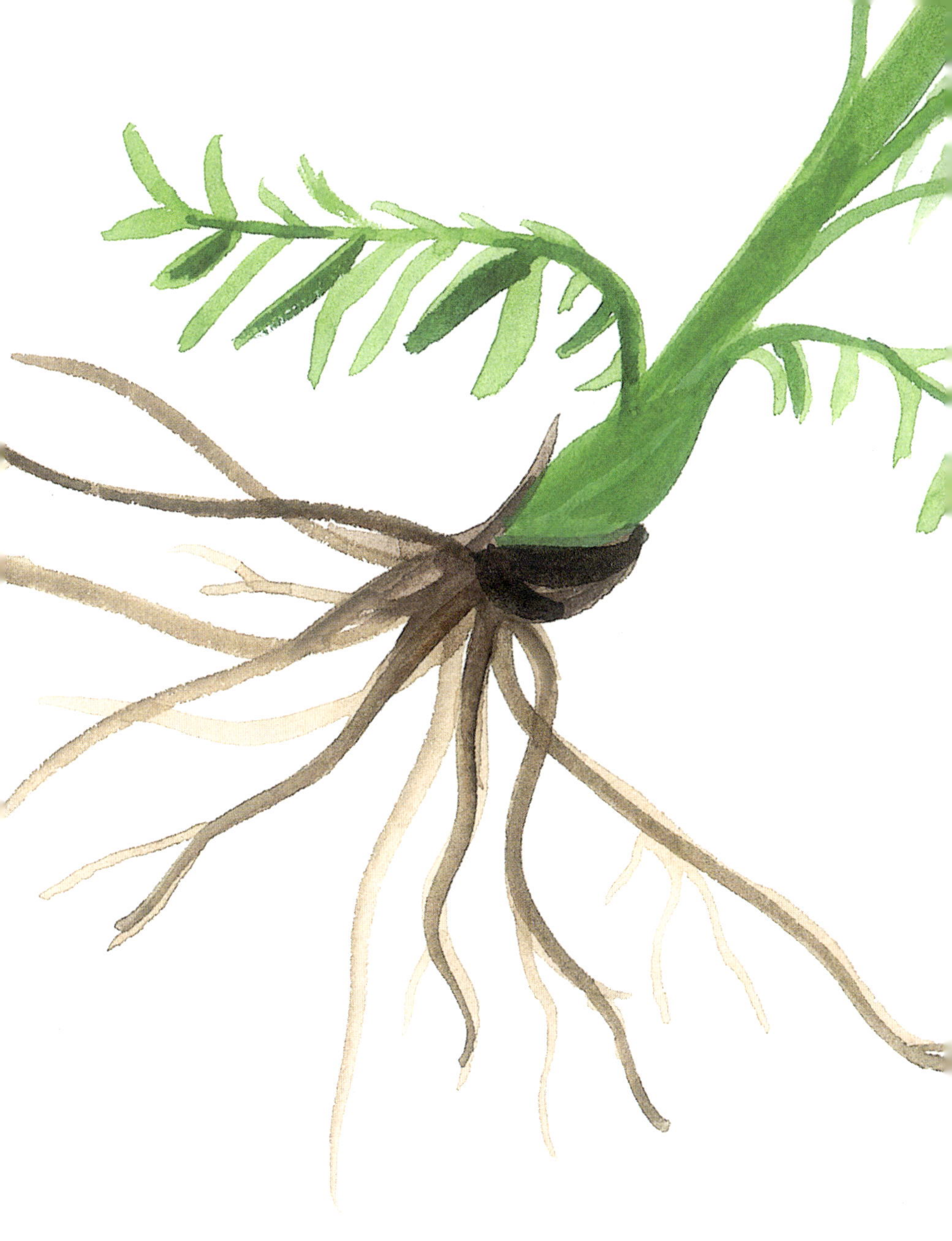

BEINWELL

(Symphytum officinale)

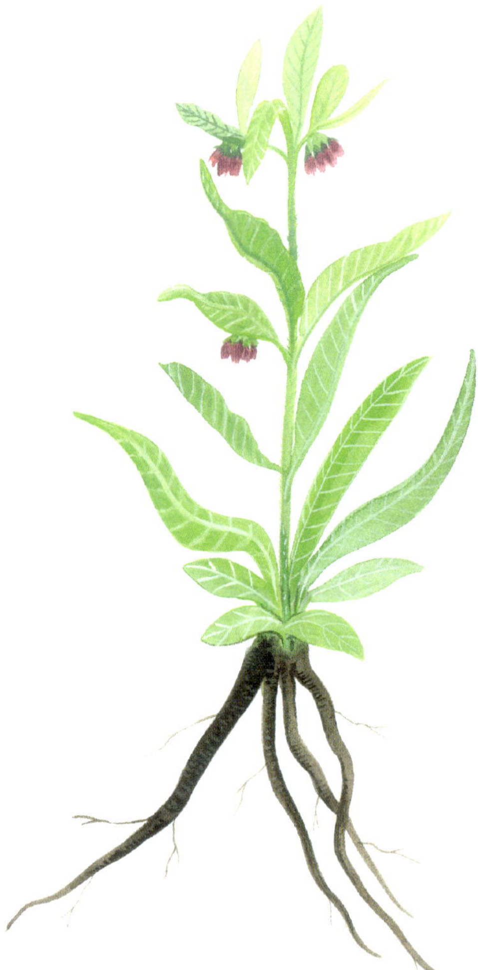

Der Beinwell ist eine in feuchten Gräben und Wiesen häufig vorkommende Pflanze. Es ist also nicht schwer, den von grau-weiß bis lila blühenden Beinwell zu finden.

Der Name dieses Rauhaargewächses weist schon auf die Wirkung hin: *Bein*, also Knochen; *well*: wallen. Auch der botanische Name *Symphytum* drückt dies aus: griech. *Symphein*, zusammenwachsen. Beinwell wurde schon seit der Antike bei Knochenbrüchen eingesetzt. Auch Hildegard von Bingen, die Beinwell unter dem Namen *Consolida* beschrieb, und Paracelsus benutzten ihn zur Heilung von Knochenbrüchen und anderen Verletzungen. Obwohl die positive Wirkung auf die Knochen von vielen Ärzten bestätigt wurde, ist Beinwell bei der Wissenschaft in Ungnade gefallen, weil man in geringsten Spuren pyrrolizidine Alkaloide vorfand. Von der Anwendung der Wurzel als Tee ist daher durchaus abzuraten. Die positive Wirkung des Beinwells ist aber in vielen Studien belegt worden, weshalb er zur äußeren Anwendung als Salbe empfohlen werden kann.

– ANWENDUNG –

Aufgrund der Fülle an Wirkstoffen wie Kieselsäure, verschiedenen Gerb- und Schleimstoffen sowie vor allem dem Allantoin kann Beinwell aber mehr als nur »Knochen wachsen lassen« und wird vor allem in der Sportmedizin sehr geschätzt. Bei entzündlichen Erkrankungen wie Sehnenscheidenentzündung oder Achillessehnenproblemen und bei Zerrungen, Stauchungen oder Prellungen hilft eine Anwendung ebenso wie bei schlecht heilenden chronischen Geschwüren. Um eventuellen Gefahren durch Nebenwirkungen vorzubeugen, sollte die Anwendung bei *Ulcus cruris* (offene Beine/Unterschenkelgeschwüre) auf kurze Zeit beschränkt werden. Das Allantoin löst Wundsekrete auf und regt das Gewebe zur Gewebeneubildung an. Keine andere Pflanze enthält so viel Allantoin wie der Beinwell.

GROSSE BIBERNELLE

(Pimpinella major)

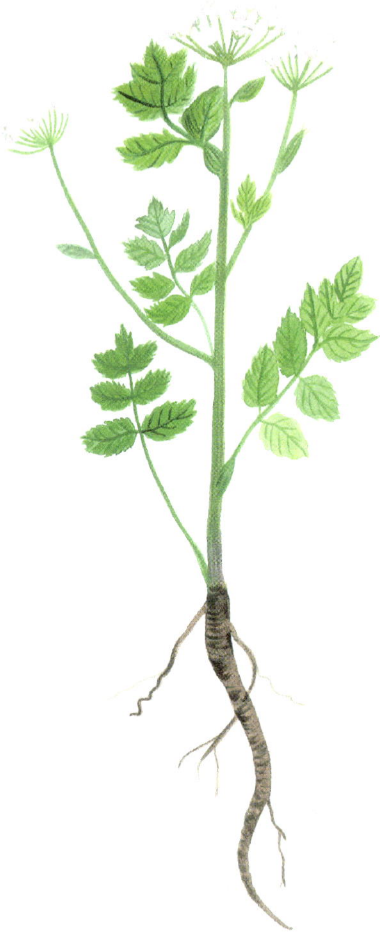

Ihr botanischer Name *Pimpinella* könnte dazu führen, dass die Bibernelle mit einer Pflanze verwechselt wird, die auch Pimpinelle genannt wird. Der lateinische Name der Bibernelle kann da schon zu Verwirrungen führen. So liest man in einem Kräuterbuch: Die Bibernelle eignet sich gut für einen Hustentee – soweit richtig – und die Blätter duften nach Gurken und können als Salatgewürz verwendet werden – soweit falsch.

Der Wiesenknopf, der auch Pimpinelle genannt wird, ist die Pflanze, bei der die Blätter nach Gurke und Nuss riechen und die als Würzkraut für Salate, Saucen und Kräuteraufstriche verwendet wird. Diese beiden Pflanzen sollten also auf keinen Fall verwechselt werden. Für Kräutersammler ist die Gefahr der Verwechslung nicht groß, die Beiden sehen ohnehin durchaus verschieden aus: Die Bibernelle ist ein Doldenblütler und der Wiesenknopf ein Rosengewächs, sie haben also ganz andere Blüten. Schon eher kann man die Bibernelle mit der Pastinake verwechseln. Aber für Kräutersammler empfiehlt es sich ohnehin, nur mit genauer Kenntnis der Pflanzen sammeln zu gehen.

Die Bibernelle ist vor allem eine Heilpflanze, die in früheren Zeiten sehr geschätzt wurde. So meint etwa ein altes Sprichwort: »Esst Kranewitt und Bibernell, dann kommt die Pest nit so schnell.« Überhaupt galt die Bibernelle als Zauberpflanze, die Unheil abwehren und Fruchtbarkeit bringen sollte. In der Volksmedizin genoss die Bibernelle großes Ansehen als Mittel gegen Husten. Aufgrund der ätherischen Öle, die neben verschiedenen Saponinen in der Wurzel zu finden sind, scheint diese Anwendung nicht einmal so unwahrscheinlich, denn eine starke antibakterielle Wirkung kann man der Bibernellwurzel sicher zusprechen. Sie wirkt zudem auswurffördernd bei Husten mit Verschleimung und Bronchitis sowie unterstützend bei einer Lungenentzündung. Die ätherischen Öle des milden Bibernellwurzeltees wirken schleimlösend und fördern gleichzeitig das Abhusten des Schleims.

VERARBEITUNG

– HEILWIRKUNG –

Da nicht alle Tees für Säuglinge und Kleinkinder zu empfehlen sind, bietet sich für den festsitzenden Husten in diesem Fall der Bibernellwurzeltee an. Natürlich können auch Erwachsene den Tee trinken – vor allem dort, wo man bei chronischer Bronchitis einen Tee sucht, der auch über längere Zeit zu sich genommen werden kann. Durch die Gerbstoffe eignet sich Bibernellwurzeltee auch zum Gurgeln bei Halsentzündungen und Heiserkeit.

– ANWENDUNG –

Aufkochen (1–2 EL Droge mit einer Tasse Wasser kalt ansetzen, einmal aufkochen) oder auch im Aufguss (5–10 Minuten ziehen lassen), bei Bedarf mit Honig süßen.

– AUCH ALS TINKTUR –

Tinctura Pimpinellae, zweimal täglich 20 Tropfen.

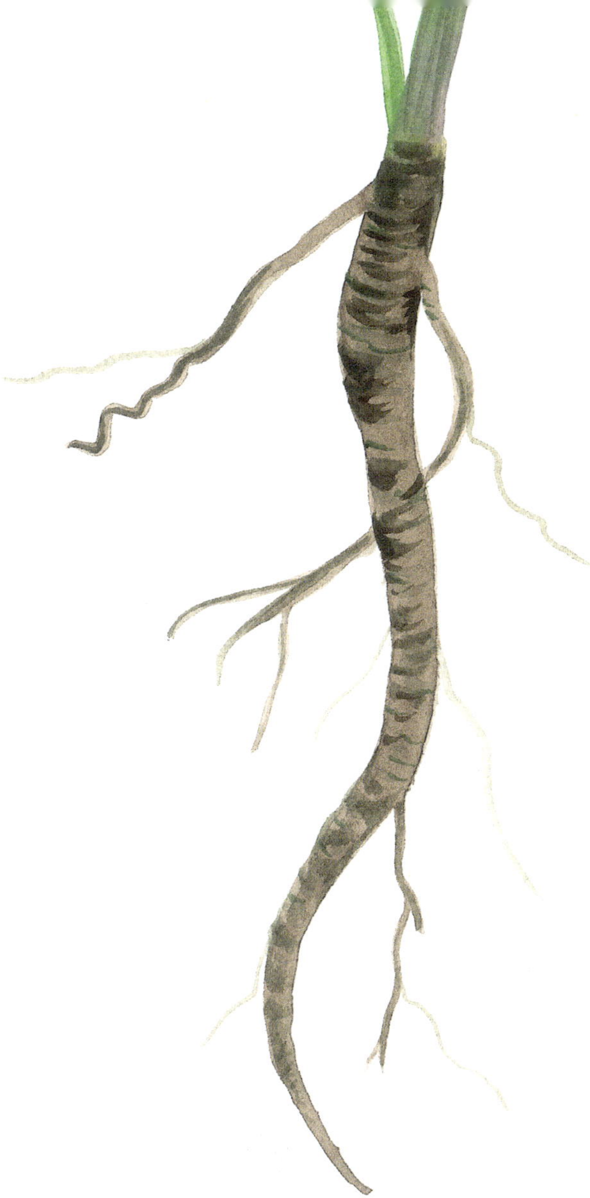

BLUTWURZ

(Potentilla erecta)

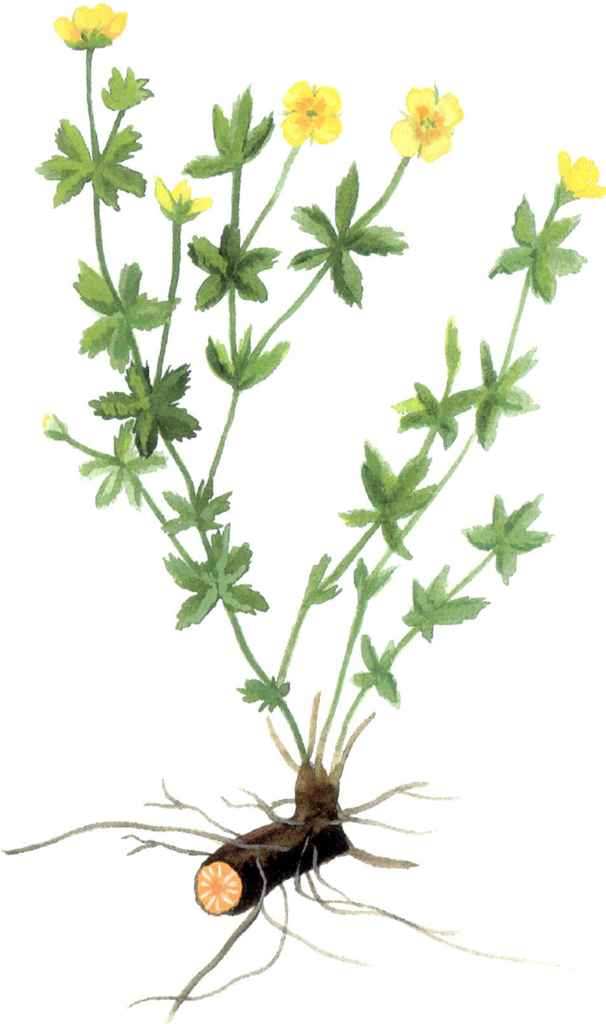

Die Blutwurz ist in Europa heimisch. Sie wächst bevorzugt auf mageren Wiesen und in Mischwäldern, auch in Niedermooren kann man sie finden. Auf den ersten Blick wirkt sie mit ihren kleinen gelben Blüten eher unscheinbar und lässt nicht erkennen, was für starke heilende Kräfte in der Wurzel dieses Rosengewächses wohnen.

Den Namen hat die Pflanze, genauer gesagt die Wurzel der Pflanze, von ihrer Heilkraft, Blutungen zu stillen. Blutwurz als Heilpflanze wurde schon von Hippokrates erwähnt und auch im Altertum war die blutstillende Wirkung der Pflanze bekannt. Eine Zeitlang wurde Blutwurz als universelles Heilmittel gehandelt. Der bereits seit dem Mittelalter gebräuchliche Apothekername *Tormentill* leitet sich von lat. *tormentum*, Leibschmerzen, Kolik ab. Die Blutwurz wurde aber nicht nur gegen Koliken verwendet, sie sollte sogar gegen die Pest helfen. Folgender Spruch verdeutlicht das: »Äßt Durmedill und Bibernell, sterbt nit so schnell.«

Man erkannte also die Kräfte dieses unscheinbaren Rosengewächses und nannte es *Potentilla* (lat. *potentia*, Macht). Die »Macht« dieser Pflanze liegt in der Erde verborgen – denn ihre Heilkräfte liegen wie gesagt in der Wurzel. Wenn man diese durchschneidet, laufen die Schnittstellen blutrot an, so als ob man sich in den Finger geschnitten hätte. Blutwurz nannten die Alten diese Pflanze daher und verwendeten sie schon vor Jahrhunderten gegen Blutungen aller Art. Auch bei blutigen Durchfällen, wie sie bei Ruhr und Cholera auftreten, wurde sie erfolgreich eingesetzt. Wissenschaftlich ist dies durchaus erklärbar, wurde in der Blutwurz doch ein sehr hoher Gehalt besonders magenverträglicher Catechingerbstoffe gefunden. Deren zusammenziehende Wirkung ist bei sämtlichen Formen von Darmschleimhautentzündungen von Nutzen, denn sie wirkt stopfend und kann den großen Wasserverlust, der bei Durchfall droht, mindern. Zudem wirken die Gerbstoffe entzündungshemmend.

Die Inhaltsstoffe sind neben den Gerbstoffen (Tanninen) der rote Farbstoff Tormentol, das Glykosid Tormentillin, Flavonoide, Phenolkarbonsäure, Saponine, Harz, Gummi und ätherische Öle. Der rote Farbstoff hat eine gute antibakterielle Wirkung. Die Zugehörigkeit der Blutwurz zu den Rosengewächsen zeigt sich anhand eines rosenähnlich duftenden ätherischen Öls in der Wurzel, dem womöglich die regulierende, ausgleichende Wirkung der Blutwurz zugesprochen werden kann. Aus all diesen Komponenten erklärt sich dann auch die starke Heilwirkung der Blutwurz bei Durchfällen, aber auch bei vielen anderen Erkrankungen wie etwa Zahnfleischbluten.

- ANWENDUNG -

Blutwurz lässt sich beispielsweise zur Unterstützung der Behandlung von Durchfallerkrankungen besonders gut in Form eines Tees anwenden. Für einen solchen Blutwurztee kann man die Wurzel auch mit Kamillenblüten, Heidelbeeren und Schafgarbenkraut kombinieren. Auch zur äußerlichen Anwendung ist Blutwurz noch immer ein gutes Mittel zu Behandlung kleiner Wunden. Sie kann in Form einer Salbe oder als Tinktur einfach auf die betroffene Stelle aufgetragen werden.

- PULVER -

Das Pulver wird aus der getrockneten Wurzel bereitet, indem man die Stücke in einer Kaffeemühle so fein wie möglich mahlt. Es kann nach dem Desinfizieren mit Ringelblumentinktur auf Wunden gestreut werden, um deren rasche Heilung zu unterstützen.

VERARBEITUNG

- FRISCHPFLANZENTINKTUR -

Bei hartnäckigen Durchfallerkrankungen täglich 3 × 10 Tropfen der Blutwurztinktur als Mundwasser zum Spülen verwenden (nicht trinken).

- BLUTWURZWEIN -

Zwei Handvoll frische Wurzeln mit einem Liter Rotwein (enthält ebenfalls Gerbstoffe) ansetzen, zwei Wochen in der Sonne ziehen lassen. Glasweise als Likör bei diversen Darmproblemen zu sich nehmen.

- BLUTWURZSALBE -

Wirkt hervorragend bei der Behandlung von Schürfwunden. Für eine Salbe gibt man 20 g frisch geschnittene Blutwurz auf etwas 70%-Weingeist. Dann mit 200 ml Sonnenblumenöl 20 Minuten bei maximal 70 °C erhitzen und danach abgießen. Anschließend fügt man 35 g Bienenwachs aus der Apotheke hinzu und verrührt alles gut. In verschließbare Gläser füllen und kühl lagern. Diese Salbe ist etwa ein Jahr haltbar und wirkt gut bei rauen Händen, Ekzemen, Wunden, Hautunreinheiten oder aufgesprungenen Lippen.

ECHTER EIBISCH

(Althaea officinalis)

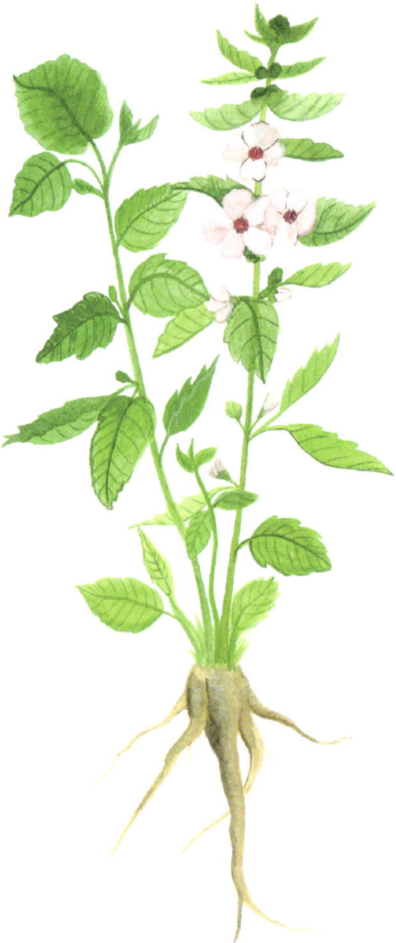

Diese Pflanze ist seit früher Zeit bekannt, schon Hippokrates kannte sie und rühmte ihre wundheilende Kraft. Seit der Antike gehört der Eibisch auch bereits zu den hoch geschätzten Heilpflanzen. Weichsamtige Blätter und zartrosa Blüten - schon damit zeigt der Eibisch seine lindernde, reizmildernde Wirkung. Da er als salzliebende Pflanze wildwachsend selten vorkommt, wurde er seit jeher in den Bauerngärten kultiviert.

Zur Anwendung als Heilmittel wird vor allem die Wurzel verwendet, in der sich die meisten heilenden Wirkstoffe befinden.Sie enthält Schleimstoffe, die sich schützend über gereizte Schleimhäute legen. Gleich, ob im Anfangsstadium von Erkältungserkrankungen im Rachenbereich oder bei durch Gastritis gereizter Magenschleimhaut, der Eibisch legt sich wie ein Wundfilm über die Schleimhäute. Die Eibischwurzel eignet sich auch ausgezeichnet als Tee für feuchtkalte Wintertage, den man immer dann einsetzt, wenn man merkt, dass es im Hals zu kratzen beginnt.

- ANWENDUNG -

Reizzustände im Atemwegsbereich und im Magen, Sodbrennen. Außerdem kann der Eibisch zur Reinigung und Pflege der Haut eingesetzt werden.

VERARBEITUNG

- TEEZUBEREITUNG -

2 TL mit 1/4 Liter kaltem (wichtig!) Wasser übergießen, mindestens 2 Stunden ziehen lassen, abseihen und auf Trinktemperatur erwärmen.

- EIBISCHSIRUP -

Frische, gereinigte und zerkleinerte Eibischwurzeln mit Wasser und 40%-Alkohol im Verhältnis 10:1 bedecken und 24 Stunden ziehen lassen. Den Ansatz abseihen und mit Zucker im Verhältnis 100 g Zucker zu 150 ml Wasser langsam erwärmen und einmal kurz aufkochen lassen. In Flaschen abfüllen und kühl lagern, der Sirup ist ca. 6 Monate lang haltbar.

- EIBISCHSALBE -

1 EL frische Eibischwurzeln mit Rosenwasser übergießen, 24 Stunden ziehen lassen und anschließend abseihen. Ca. 100 ml Distelöl im Wasserbad erhitzen, Bienenwachs im Verhältnis 4:1 zugeben und umrühren bis sich das Wachs aufgelöst hat. Gleichzeitig den Eibischsud erwärmen, beides vom Herd nehmen, vermischen und so lange rühren, bis die Salbe kalt und damit fest wird.

- EIBISCHLOTION -

Eibischblätter und -blüten, Malvenblüten und Käsepappelkraut mit Rosenwasser übergießen, 24 Stunden ziehen lassen, die dickliche Flüssigkeit abseihen und im Verhältnis 10:1 mit 40%-Alkohol oder Melissentinktur vermischen. Die Lotion ist zur Gesichtsreinigung oder zum Befeuchten der Haut geeignet.

ENGELWURZ

(Angelica archangelica)

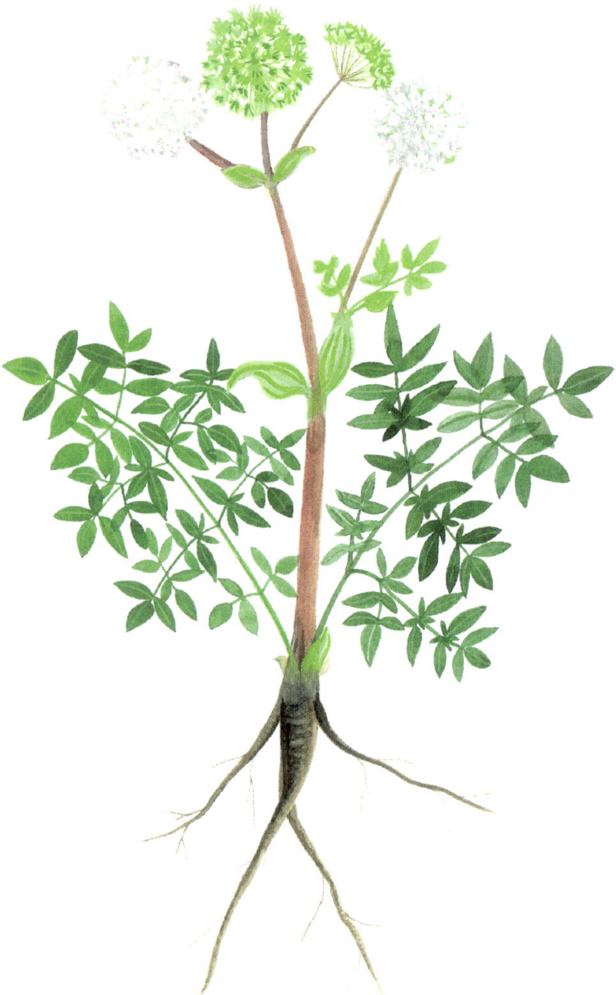

Ein »gewöhnlicher« Engel genügte nicht, um die Heilkraft dieser mächtigen Pflanze zu beschreiben. *Archangelos* bedeutet im Griechischen Erzengel und unsere Pflanze ist daher eigentlich eine Erzengelwurz. Der Sage nach soll Gott selbst den Menschen diese Wurzel durch den Erzengel Raphael geschickt haben, als die Pest wütete und die ärztliche Kunst dem »schwarzen Tod« gegenüber versagte.

Nach Mitteldeutschland kam die Engelwurz erst im 14. Jahrhundert und war eine beliebte Pflanze in den Bauerngärten. Man schätzte sie als Heilkraut gegen Infektionen, Gifte und viele Krankheiten sowie gegen böse Geister und Schadenszauber. Paracelsus benutzte sie ebenfalls als Mittel, das dabei helfen sollte, sich gegen die Pest zu schützen. Außerdem war sie Bestandteil des berühmten Theriak, jenes Elixiers und Geheimmittels, das als Allheilmittel galt. Engelwurz ist zudem Bestandteil vieler berühmter Liköre und des Schwedenbitter.

Die Erzengelwurz ist wildwachsend im Norden Europas heimisch und stand in Grönland, Island und Norwegen auch als Speise in großem Ansehen.

– ANWENDUNG –

Die Pest ist zwar heutzutage besiegt, doch kann es nicht schaden, an die Engelwurz mit ihrem antibakteriellen ätherischen Öl und ihrer abwehrstärkenden Kraft zu denken, wenn Infektionen wie Erkältungen oder Grippe drohen.

Kraft und Stärke, Ausdauer und Standfestigkeit bei allen Schwächezuständen vermittelt die Engelwurz in jedem Fall – was man sich leicht vorstellen kann, wenn man die imposante Pflanze betrachtet. Bis zu zwei Meter hoch kann sie werden – mit einem mächtigen Stängel steht sie da, trotz ihrer Höhe fest geerdet. Mit ihrem doldigen Blütenschirm zieht sie die Kraft der Sonne bis in die Wurzeln, weshalb sie auch in allen Pflanzenteilen ätherisches Öl enthält. Dieses duftet moschusartig-erdig und hat eine stark antibakterielle und abwehrstärkende Wirkung – auch zur Vorbeugung gegen Erkältungskrankheiten. Mit ihren tonisierenden Bitterstoffen wirkt sie anregend und hilft bei Schwächezuständen aller Art, seien sie physischer oder psychischer Natur, vor allem wenn sie altersbedingt sind. Bei Übermüdung durch beruflichen Stress vermittelt die Engelwurz ebenfalls Ausdauer und Standfestigkeit.

Aufgrund ihrer antibakteriellen und abwehrstärkenden Wirkung hilft Engelwurz schon vorbeugend gegen Erkältungskrankheiten.

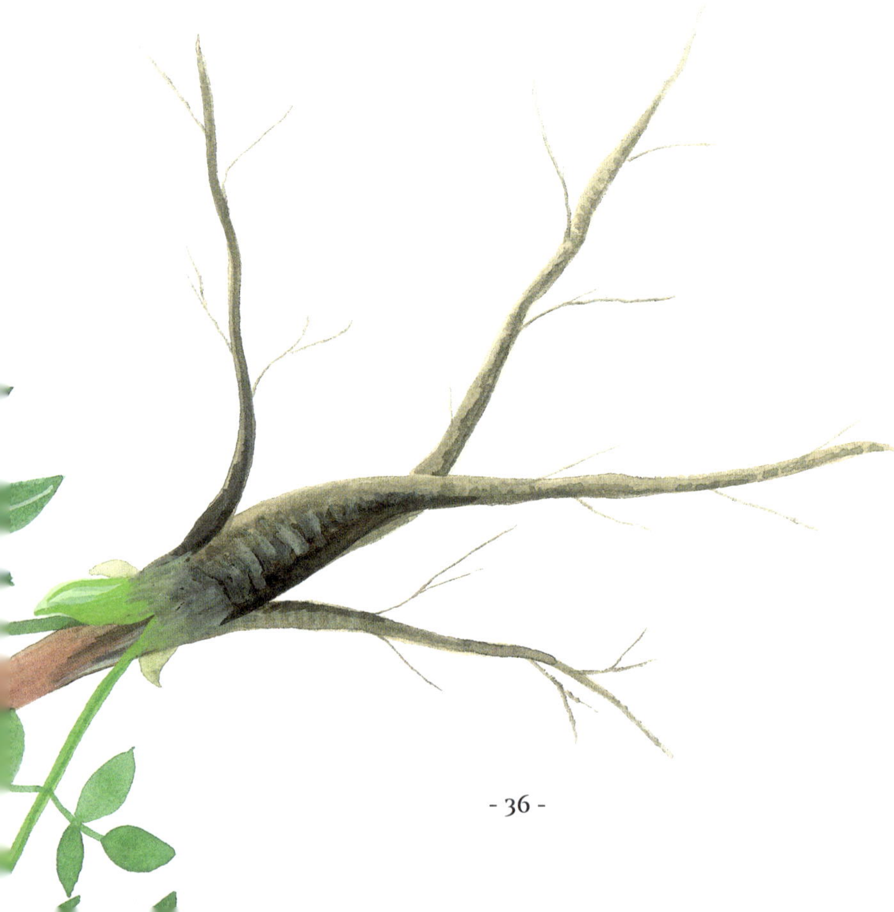

VERARBEITUNG

– ÄUSSERLICHE ANWENDUNG –

Bei Mumps auf geschwollene Drüsen auftragen oder bei Rheuma und Muskelschmerzen; aber Vorsicht: Engelwurz macht lichtempfindlich. Nach einer äußerlichen Anwendung sollte man die Sonne meiden!

– ENGELWURZ ALS TEE ANWENDEN –

Zur Bereitung eines Tees wird ein Teelöffel (2–4 g) Engelwurzel mit 150 ml siedendem Wasser übergossen und nach 10 Minuten abgeseiht. Engelwurzstücke, Thymian, Pfefferminze, Ysop, Zimt und Kardamom in 40%-Alkohol ansetzen, 3 Wochen stehen lassen. Dann 1:1 mit Zuckerwasser mischen, abfiltern und abfüllen.

– MAGENWEIN –

Frische Engelwurz, Kalmuswurzel und etwas Zimtpulver in 1 Liter Rotwein ansetzen, 2 Wochen ziehen lassen.

– MAGENBITTER –

Engelwurzel, ganz wenig Enzianwurzel, Benediktenkraut (*Cnicus benedictus*) Kalmuswurzel und 1 Zimtstange in Korn oder Obstler ansetzen, 2–3 Wochen ziehen lasen (nicht in der vollen Sonne stehen lassen).

VERARBEITUNG

- CHARTREUSE -

Der Name ist gesetzlich geschützt. Die genaue Rezeptur stammt von Mönchen eines Kartäuserklosters in Frankreich aus dem Jahr 1605 und ist natürlich geheim, doch das folgende Rezept liefert einen angenehm aromatischen Likör:

50 g Zitronenmelisse, 40 g Engelwurz, 1 g grüne Engelwurzsamen, 8 g Thymian, 50 g Pfefferminze, 5 g Ysop, 5 g Wermut (blühende Zweigspitzen), 4 g Zimtpulver, 1 g Kardamomsamen, 4 g Muskatblüte (*Macis*).

Die Kräuter frisch wiegen und in ein Glas füllen. Muskatblüte zerkleinern, Gewürze daruntermischen, mit einem Liter 50%-Alkohol (Weingeist) übergießen und 4 Wochen stehen lassen. Dann diesen abgefilterten Grundansatz mit Zuckerwasser (1 Liter Wasser mit 800 g Zucker, 15 Minuten sprudelnd kochen lassen. Wenn man der Zuckerlösung einige Safranfäden zufügt, bekommt der Likör die Originalfarbe des Chartreuse). Zuckerlösung noch lauwarm mit dem Grundansatz und 250 ml 90%-Weingeist mischen, in Flaschen abfüllen und mindestens 2 Monate lagern.

– SCHWEDENBITTER –

Dieses Rezept ist auf einen schwedischen Arzt zurückzuführen, der dadurch angeblich so gesund und vital blieb, dass er erst mit 104 Jahren durch den Sturz von einem Pferd verstarb. Der Originalbitter enthielt Opium, den geheimnisvollen Theriak und auch sonst schwer erhältliche Kräuter wie Eberwurz. Das vorliegende Rezept ist daher ein modifizierter »Schwedenbitter«, sollte aber aufgrund seiner abführenden Wirkung nur bei ernsthaften Verdauungsstörungen verwendet werden:

Aus der Apotheke:
10 g Rhabarberwurzel, 10 g Sennesblätter,
10 g Naturkampfer, 10 g Zitwerwurzel, 5 g Myrrhe, 0,2 g Safran
Frisch: 10 g Enzianwurzel, 15 g Engelwurz.

Alles vermischen, mit 1 Liter Korn oder Weingeist übergießen, 14 Tage stehen lassen und anschließend abfiltern. Bei Bedarf 10 Tropfen nach dem Essen.

WILDE KARDE

(Dipsacus fullonum)

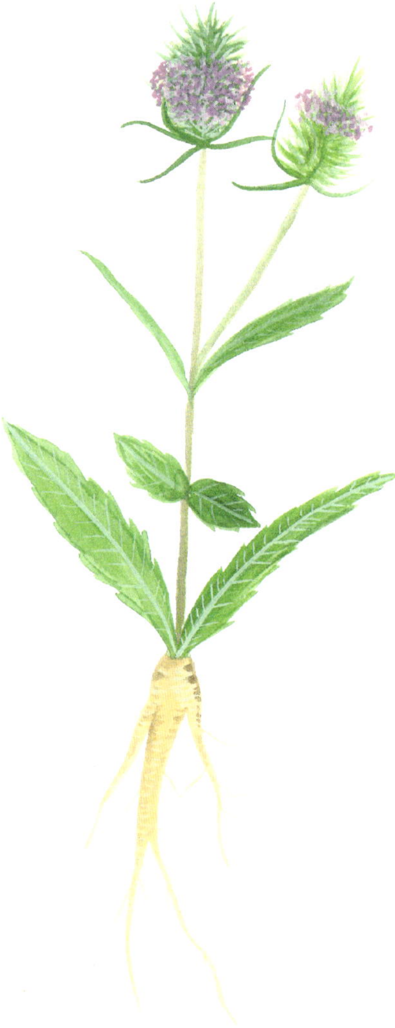

Im Spätsommer findet man an Ruderalplätzen (von lat. *ruderis*, Schutt) oft hohe Pflanzen, die wie Disteln aussehen, allerdings sind sie keine Disteln, sondern Karden. Diese blühen mit kleinen lila-rötlichen Blütenkränzchen, die im Zuge des Abblühens gleichzeitig nach oben oder unten wandern und die an die Wanderröte erinnern.

Karden wurden schon von den alten griechischen Ärzten verwendet. Dioskorides meinte, dass die Wurzel als Salbe hilfreich bei Fisteln und Rissen sei. Diese Wirkung wurde ihr auch im Mittelalter zugeschrieben. Als Heilpflanze geriet die Karde in Vergessenheit, in der Volksmedizin überlebte sie und zwar in Form eines äußerst bitteren Tees aus der Wurzel, der bei Rheuma und Arthritis verabreicht wurde. Dass die Karde zu neuer Popularität gelangte, verdankt sie Wolf-Dieter Storl, dem Anthropologen und ausgezeichneten Kenner der Heilpflanzen. Eines Tages erkrankte er an Borreliose und machte sich auf die Suche nach einem pflanzlichen Heilmittel gegen diese Krankheit. Die Borreliose wurde in den 1970er-Jahren erstmals in den USA beschrieben, obwohl es diese Bakterien auch schon in Europa gab. Ein Kennzeichen dafür ist das sogenannte *Erythema migrans*, der wandernde Fleck. In einem Kräuterbuch eines amerikanischen Phytotherapeuten fand Storl den Hinweis, dass eine chinesische Karde in der TCM bei der Borreliose ähnlichen Symptomen wie Nervenschmerzen etc. eingesetzt wird. Signaturkundig wie Wolf-Dieter Storl war, erkannte er, dass auch unsere heimische Karde hilfreich sein müsste:

– INHALTSSTOFFE –

Über die Inhaltsstoffe ist leider wenig bekannt, aber möglicherweise erweckt die neue Popularität der Karde auch das wissenschaftliche Interesse. Bislang kennt man nur das Glykosid Scabiosid sowie

Iridoide, Saponine und organische Säuren wie die Kaffeesäurederivate. Dies lässt vermuten, dass die Karde entzündungshemmendes, eventuell auch antibakteriell wirkendes Potenzial haben könnte.

– ANWENDUNG –

Die Anwendung der Karde in Form einer Tinktur aus der Wurzel wird derzeit vor allem von alternativ arbeitenden Veterinärmedizinern empfohlen, die sie erfolgreich bei Pferden, die ebenfalls Borreliose bekommen können, einsetzen. Da noch zu wenig klinische Erfahrungen vorliegen, kann man nur Vermutungen anstellen. Die schmerzhaften Spätfolgen einer Borreliose werden primär durch Neurotoxine ausgelöst, die von den Borrelien in Gewebe und Nerven abgelagert werden. Durch die Wirkung der Kardenwurzel auf die Leber und Nieren können diese Neurotoxine eventuell mobilisiert und ausgeschieden werden. An Borreliose erkrankten Menschen kann daher empfohlen werden, eine Kardentinktur anzuwenden – vor allem dann, wenn man sich in einem rezidivierenden, also immer wieder aufflackernden Krankheitsstadium befindet.

– VERWENDETE PFLANZENTEILE –

Die Wurzel samt Blattherz von der Karde im ersten Jahr (die Karde ist zweijährig, geerntet wird die Wurzel also erst dann, wenn die Karde ihre Blattrosette entwickelt hat).

VERARBEITUNG

- MÖGLICHE ANWENDUNGSGEBIETE -

Arthritis, Gicht, Rheuma, Hauterkrankungen, bei denen eine Entgiftung sinnvoll ist, Borreliose.

- TINKTUR -

Die frisch geerntete Wurzel der einjährigen Blattrosette wird samt Blattherz ausgegraben, gesäubert, zerkleinert, in ein Schraubglas gefüllt und dann mit 40%-Alkohol (z.B. Korn) übergossen. Nach 3 Wochen wird die Tinktur gefiltert.

- WURZELKUR -

Eine kurmäßige Anwendung der (sehr bitteren) Tinktur ist anzuraten. Täglich nimmt man von der Tinktur 3 × 10 Tropfen. Unterstützen sollte man diese Kur durch das Trinken von harntreibenden Tees wie Goldrute oder Löwenzahnwurzel, die zudem leberstärkend wirken. Anzuraten ist es auch, während dieser Kur eine Diät mit viel Gemüse wie Roten Rüben, deren Inhaltsstoffe ebenfalls leberstärkend wirken, oder Karotten und Tomaten mit antioxidativ wirkenden Carotinoiden zu halten.

KLETTE

(Arctium lappa)

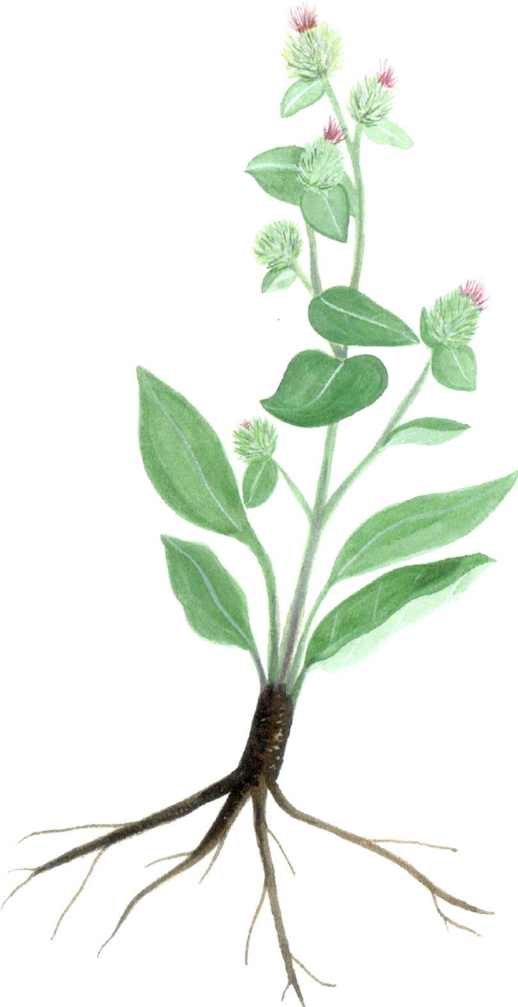

Das lateinische Wort *Arctium* stammt vom griechischen *árcteion*, Bär. Wer erinnert sich nicht an die Blütenstände mit den Widerhäkchen an den Hüllblättern, die so herrlich an den Kleidern oder am Kopf haften und nur unter Opfer eines Büschels von Haaren zu entfernen sind, wenn sie dorthin gelangen?

Erinnern diese Blütenstände nicht auch ein wenig an das zottelige Fell des Bären? Überhaupt galten Pflanzen, die solche grobe, starke Vitalität ausstrahlen, als Bärenpflanzen. Es ist daher naheliegend, Klettenanwendungen vor allem für Kinder zu empfehlen, die »dünnhäutig« sind, oder die unter Hauterkrankungen wie Neurodermitis leiden. Die Klette verhilft ihnen, »dickfellig« zu werden wie ein Bär und nicht jeden Konflikt über die Haut auszutragen.

Hildegard von Bingen empfahl die Klette gegen »grindige« Hauterkrankungen und in der Chinesischen Medizin wendet man die Tinktur aus Samen gegen Schuppenflechte und andere schuppende Hauterkrankungen an. Hierzulande wird traditionell die Wurzel verarbeitet, die sich tief in die Erde bohrt. Die stacheligen Blüten- und Samenstände zeigen Marssignaturen, und die komplexe Mischung aus stoffwechselanregenden Wirkstoffen lässt auf Grund der blutreinigenden Wirkung auch eine tatsächlich Heilwirkung bei Hauterkrankungen erwarten. Als ein den Haarwuchs anregendes Mittel hat die Klettenwurzel ebenfalls lange Tradition, was aus der Signatur der dichten Behaarung der Blütenköpfchen hervorgeht.

– ANWENDUNG –

Stoffwechselanregend, bei Hauterkrankungen wie Ekzemen, Neurodermitis und Schuppenflechte, überhaupt bei trockener, schuppiger Haut, auch im Kopfbereich oder gegen Haarausfall. Ein Tee aus der Wurzel schmeckt nicht sehr angenehm, in der Apotheke gibt es die Klettenwurzel auch in Form von Kapseln.

VERARBEITUNG

- ÖLAUSZUG -

Entweder mit Distelöl oder Traubenkernöl ansetzen. Bei Haarproblemen mit Schuppen oder bei Ausbreitung der Schuppenflechte am Haarboden den Ölauszug vor dem Haarewaschen auf die Kopfhaut auftragen, 1 Stunde lang einwirken lassen, dann die Haare waschen.

- HAARWASSER -

Klettenwurzeltinktur mit Brennnesseltinktur im Verhältnis 2:10 mit Rosenwasser vermischen, nach der Haarwäsche in die Kopfhaut einmassieren.

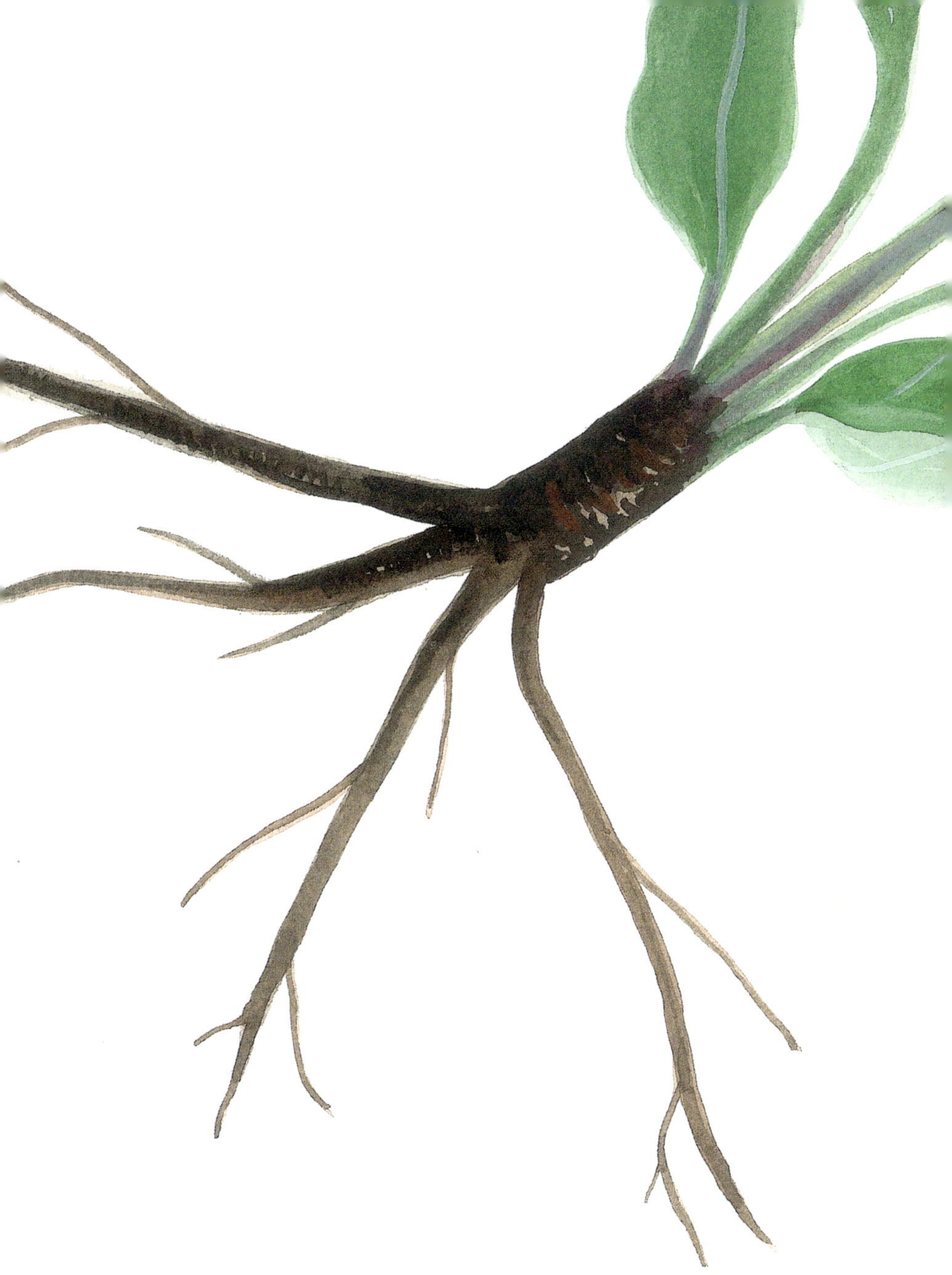

LIEBSTÖCKEL

(Levisticum officinale)

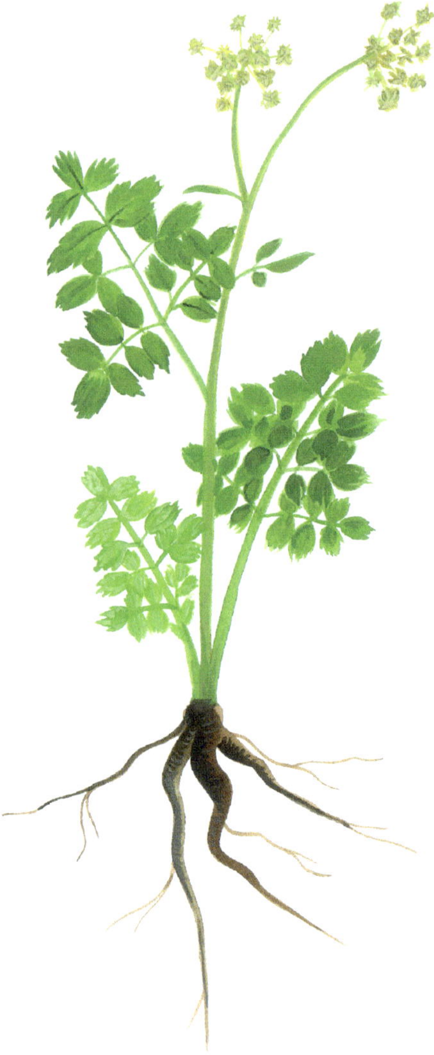

Liebstöckel stammt wahrscheinlich aus dem Nahen oder Mittleren Osten, ursprünglich wohl aus Persien. Von dort kam er übers Mittelmeer nach Europa und fand in Italien, vor allem in Ligurien, Verbreitung. Der Liebstöckel war schon in der Antike bekannt, Dioskurides verwendete eine Pflanze, die er »ligystikon« nannte, als harntreibendes Mittel. In der antiken römischen Küche wurde Liebstöckel ausgiebig eingesetzt. Er taucht in vielen Rezepten des Marcus Gavius Apicius in seinem Kochbuch *De re coquinaria* auf.

Von der ligurischen Herkunft hat er übrigens seinen Namen, lat. *ligusticum*, Kraut aus Ligurien, aus dem dann im Capitulare de villis, der Landgüterverordnung Karls des Großen, *levisticum* wurde. Im Mittelhochdeutschen nannte man ihn *liebstockel* und bei Hildegard von Bingen hieß er *lubestuchel*. Schaut man auf die volkstümlichen Bezeichnungen in den verschiedenen Ländern Europas, so sieht man, dass dieses Gewürz bzw. diese Heilpflanze oft mit Liebe und Lust in Verbindung gebracht wurde. Namen wie Liebstängel, Luststecken, Luststock oder Badkraut zeigen, dass man dem Liebstöckelkraut aphrodisierende oder schönheitsspendende Wirkungen nachgesagte. Im Mittelalter gaben Mütter Liebstöckel in das Bad ihrer Töchter, um deren Schönheit zu fördern. Auch Zubereitungen zum Auftragen auf die Haut sollten diesen Zweck erfüllen.

Warum so viele Namenserklärungen? Es wird immer behauptet, dass der Liebstöckel seinen Namen nicht von der Liebe (und dem dafür passenden männlichen Werkzeug) hätte. Irgendetwas muss der Liebstöckel diesbezüglich allerdings dennoch bewirken, immerhin ist er harntreibend und vielen ähnlichen Kräutern wie etwa der Petersilie wird eine manneskraftanregende Wirkung zugeschrieben. Auch die englische Bezeichnung *lovage* lässt darauf schließen. In Kärnten nennt man ihn zudem auch »Lus(t)stock« und verwendet ihn gerne und reichlich. Liebstöckel verbreitet einen charakteristischen aromatischen Geruch, der an Suppengewürz erinnert. Die

Bezeichnung Maggikraut entstand aufgrund der Geschmacksähnlichkeit mit der Maggi-Würzmischung, diese enthält jedoch keinen Liebstöckel. Sein Geschmack ist zunächst würzig-süß und wird dann schwach bitter.

– ANWENDUNG –

Schon im Mittelalter wurde dem Liebstöckel große Heilwirkung zugesprochen. Tabernaemontanus empfahl ihn gegen zahlreiche Krankheiten und schlug ihn vor allem als Arznei für Bergleute »wider die giftigen metallischen Schwaden und Dampff« vor. Auch in der heutigen Zeit ist das Thema Schwermetallausleitung wieder sehr aktuell. Um diese zu fördern, kann auch der stoffwechselanregende und harntreibende Liebstöckel verwendet werden.

In der Phytotherapie wird die Wurzel des Liebstöckels verwendet. Sie gilt als sehr starkes Aquaretikum, also als Harnwege durchspülendes Mittel. Die Pflanze gehört wie zum Beispiel auch die Brennnessel, Bärentraube oder der Löwenzahn zu den entwässernden Kräutern und ist besonders zur Durchspülungstherapie bei entzündlichen Harnwegserkrankungen sowie zur Vorbeugung von Nierengrieß geeignet. Die ätherischen Öle der Liebstöckelwurzel wirken nachweislich entwässernd, keimhemmend und krampflösend, am besten wirkt er hier in Form eines Tees. Entzündliche Erkrankungen der ableitenden Harnwege sind aber nicht nur unangenehm und schmerzhaft, sie kehren vor allem auch gerne wieder zurück. Daher ist es bei bestehenden Entzündungen besonders wichtig, die Organe einerseits durchzuspülen und andererseits die schädlichen Mikroorganismen zu hemmen. Liebstöckelwurzeln erfüllen gleich beide Zwecke. Dabei kommt es zu einer vermehrten Ausscheidung von Harnsäure und Stickstoff. Wichtig ist dabei, besonders viel zu trinken, am besten 2 Liter Wasser oder mehr.

Liebstöckel hat einen sehr hohen Eisengehalt (neben Kalium, Magnesium, Kalzium etc.). Eine Gemüsebrühe, in der viel Liebstöckel und die ebenfalls sehr eisenreichen Petersilien- und Sellerieblätter mitgekocht werden, ist für den Organismus eine ausgezeichnete Eisenquelle, die eigentlich allen Frauen empfohlen werden kann, da sie vor dem Wechsel durch die Menstruationsblutung manchmal an Eisenmangel leiden können. Nicht angewendet werden soll er allerdings während der Schwangerschaft und der Stillzeit und auch nicht bei Ödemen, die durch Nieren- oder Herzerkrankungen ausgelöst wurden.

VERARBEITUNG

- LIEBSTÖCKELTEE -

Kann mehrmals täglich getrunken werden. Man sollte aber wegen der entwässernden Wirkung unbedingt darauf achten, dass neben dem Liebstöckeltee mindestens 2 Liter Wasser oder ungesüßte Früchte- und Kräutertees getrunken werden , um damit den Flüssigkeitshaushalt positiv zu beeinflussen.

- TEE -

1/2 TL (1,5 g) der Liebstöckelwurzel mit einer Tasse (150 ml) kochendem Wasser überbrühen, nach 10 bis 15 Minuten durch ein Teesieb gießen.

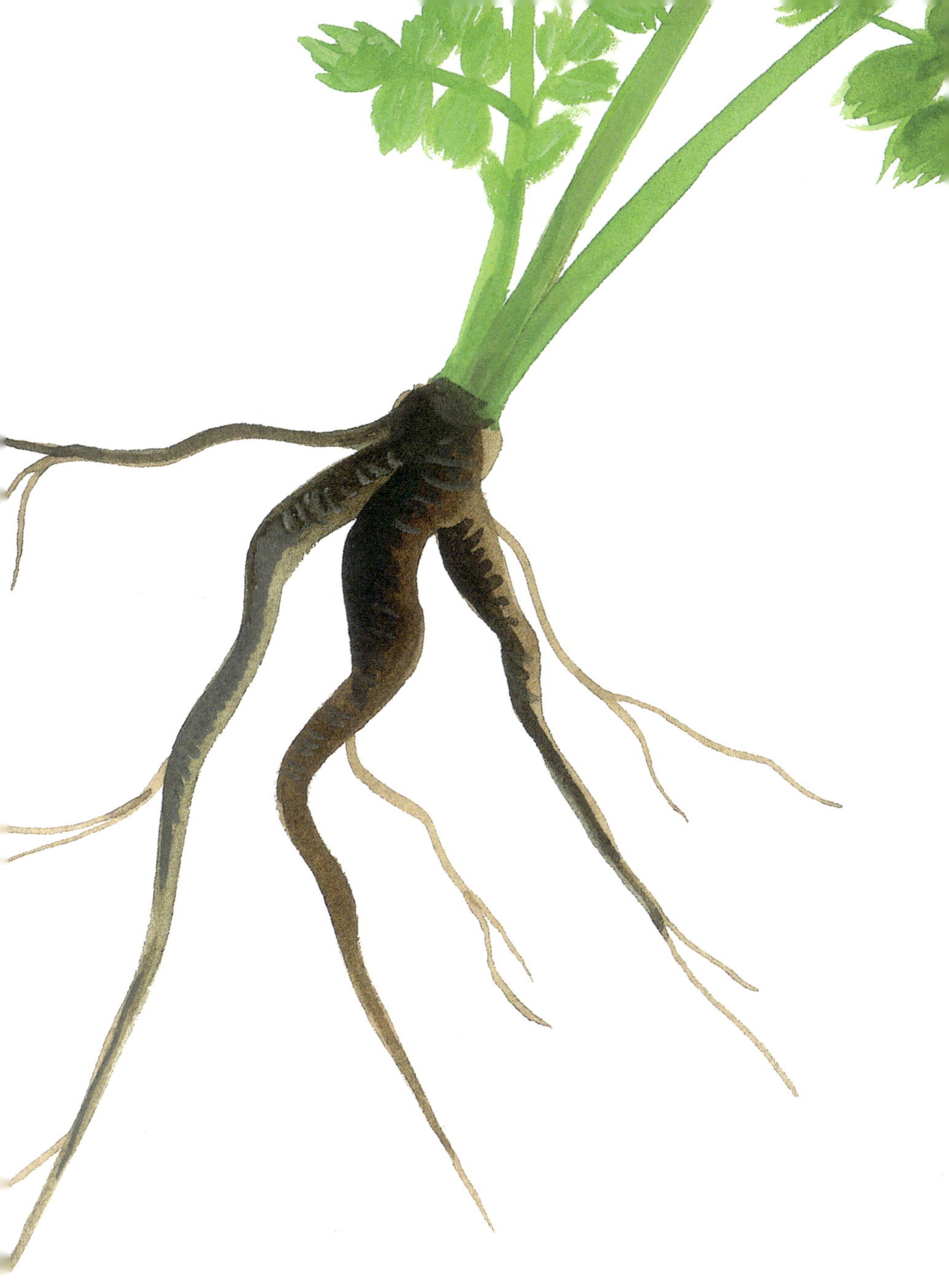

— GEWÖHNLICHER — LÖWENZAHN

(Taraxacum officinalis)

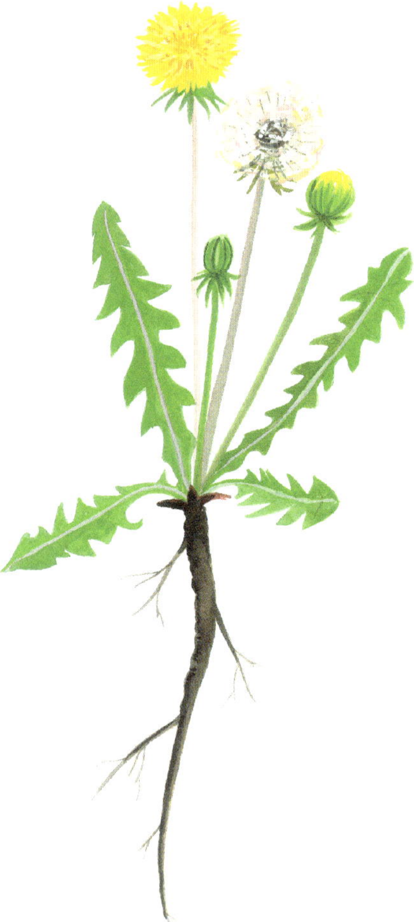

Den Löwenzahn kennt wohl jeder, daher nur eine kurze Beschreibung: Die Blätter stehen in grundständigen Rosetten und sind je nach Standort mehr oder weniger scharf gesägt. Der Löwenzahn ist ein Korbblütler und seine dottergelben Blütenkörbchen sind sein bekanntestes Merkmal. Wenn man die Blätter genauer betrachtet, wird man feststellen, dass man keine zwei gleichen finden kann. Jedes hat seine eigenen »Zähne«.

Viele Gärtner sehen im Löwenzahn nur ein lästiges Unkraut. Eigentlich ist er jedoch ein echtes Wunderkraut. Nur dort, wo der Rasen oder die Wiese durch Überdüngung Lücken bekommen hat, können die mit »Fallschirmen« versehenen Samen keimen. Die Löwenzahnwurzel lockert den verdichteten Boden mit ihren langen Pfahlwurzeln (bis zu zwei Meter tief) und nimmt gleichzeitig wichtige Mineralstoffe und Spurenelemente für die Pflanze auf.

- LÖWENZAHN ALS HEILPFLANZE -

Inhaltsstoffe der Blätter: Die Blätter sind reich an appetit- und gallenflussanregenden Bitterstoffen, nennenswerten Mengen an Vitamin C und B-Vitaminen. Insgesamt kann man sagen, dass Löwenzahnblätter eine stoffwechselanregende Wirkung haben.

Noch ein Rat aus der Volksmedizin: »Wer die ersten drei Löwenzahnblüten isst, die er im Frühjahr entdeckt, der bleibt das ganze Jahr gesund«.

- ANWENDUNG -

In der Kräuterheilkunde verwendet man entweder nur die Wurzel oder die Wurzel gemischt mit den Blättern. Der hohe Kaliumgehalt in der Wurzel regt die Harnausscheidung an und hat dem Löwenzahn

Namen wie »Pissenlit« auf Französisch und Deutsch oder »Bettsoacher« auf gut Steirisch eingebracht. Daneben wirkt ein Tee aus der Wurzel auch anregend auf die Leber. Die anregende Wirkung auf den Stoffwechsel erstreckt sich bis ins Zellstoffwechselgeschehen und bewirkt eine günstige Beeinflussung des gesamten Gewebes, vor allem des Bindegewebes. Damit zeigt sich, dass der Löwenzahn eines der besten Mittel ist, um bei chronisch-rheumatischen Leiden helfend einzugreifen. Bei Arthritis und Gicht hilft er ebenso und kann auch bei Diabetes unterstützend eingesetzt werden. Die Löwenzahnwurzel wirkt zudem blutreinigend, hilft bei Verdauungsstörungen, Appetitlosigkeit, Bauchspeicheldrüsenschwäche, bei Harnwegsentzündungen und bei Altersdiabetes.

Durch seine umfassende Wirkung auf das gesamte Stoffwechselgeschehen hat der Löwenzahn, als Kur angewendet, eine optimale Wirkung, etwa bei einer »Frühlingskur« als Frischpflanzensaft, Tee oder Tinktur.

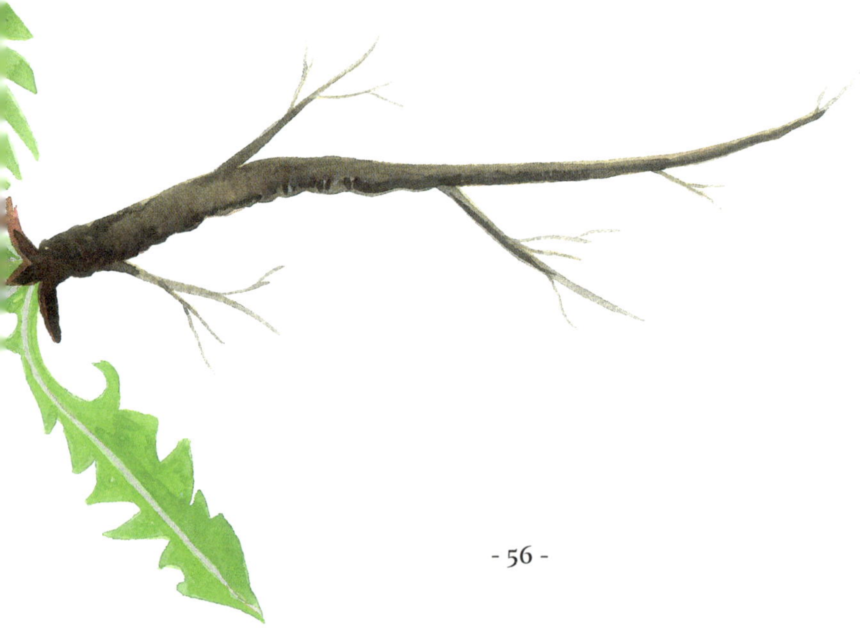

VERARBEITUNG

- TEE -

1 TL Droge pro 1 Tasse heißes Wasser, 10 Minuten ziehen lassen. Zur Anwendung als Kur: 3 × 1 Tasse pro Tag.

- TINKTUR -

Für eine selbstgemachte Tinktur mit Löwenzahnwurzeln benötigt man: Frische, geschnittene Löwenzahnwurzeln, 70%-Alkohol (um alle Wirkstoffe aus den Wurzeln gut lösen zu können, reicht auch ein 40%-Alkohol wie Wodka oder Doppelkorn). Mit dem Alkohol übergießen, bis alle Pflanzenteile gut bedeckt sind. An einem dunklen Ort mindestens 14 Tage bis zu sechs Wochen lang ziehen lassen. Tägliches Durchschütteln fördert das Herauslösen der Wirkstoffe. Gut verschlossen und dunkel gelagert, hält sich die Tinktur mindestens ein Jahr.

Dosierung: 2–3 Mal täglich 10 Tropfen.

NELKENWURZ

(Geum urbanum)

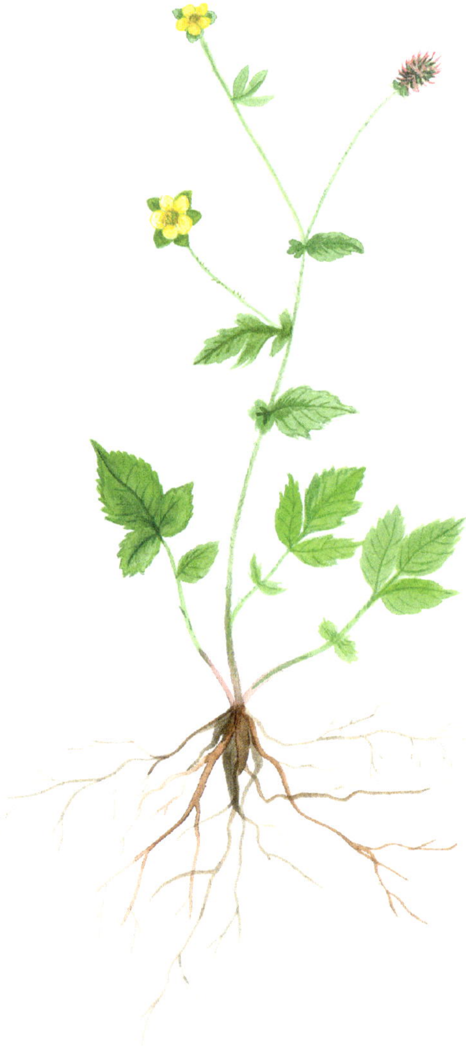

Die Nelkenwurz nicht zu finden, ist schwer, da sie in jedem Garten wachsen sollte. Man kann sie vor allem an Gebüschrändern im Schatten oder am Waldrand, an Bächen und Gräben entdecken. Inzwischen hat sie sich aber auch in fast jedem Winkel der urbanen Landschaft ausgebreitet – daher auch der botanische Name *Geum urbanum.* Trotzdem muss man genau hinschauen, um sie zu erspähen, denn dieses Rosengewächs mit den kleinen gelben Blüten ist sehr unauffällig.

Es ist schon eigenartig, dass eine Heilpflanze, die seit der Antike geschätzt wurde, so sehr in Vergessenheit geraten ist. Früher war sie als wichtige Heil-und Gewürzpflanze, die in den meisten Gärten angebaut wurde, weit verbreitet. Alle berühmten Kräuterdoctores des Mittelalters lobten sie aufgrund ihrer Heilkraft: Bei Matthiolus findet sich die Anwendung bei Lähmungen infolge eines Schlaganfalls. Hildegard von Bingen vermutete in der Nelkenwurz Inhaltsstoffe, die die Manneskraft anregen. Sie nannte dieses Kraut *Herba benedikta.* Unter dem Namen Benediktenwurzel (nicht zu verwechseln mit dem Benediktenkraut *Cnicus benedictus*) wurde sie zur Stärkung des Magens und der Verdauung, gegen Leberstörungen und Durchfall empfohlen. Paracelsus verwendete die Wurzel als »Heilmittel bei der ersten Materie des Tartarus«, also als entgiftende Arznei. Die Nelkenwurz ist daher auch ein ausgezeichnetes Mittel zur Ausleitung von Schwermetallen und Umweltgiften, vor allem zusammen mit Doldenblütlern wie der Meisterwurz. Als Zeichen für diese Wirkung gelten in der Signaturlehre die Klettfrüchte der Nelkenwurz, die an Hosen hängen bleiben, wenn man den Samenständen zu nahe kommt.

Durch ihren wunderbaren Geruch ist die Nelkenwurz eindeutig zu bestimmen. Die Wurzel der Pflanze riecht und schmeckt, wie der Name schon sagt, nach Gewürznelken. Sie hat entweder kurze Rhizome (verdickte Wurzelknoten) oder, je nach Standort, kein Rhizom, sondern dünne Wurzeln. Wichtige Inhaltsstoffe dieser alten Heilpflanze sind Gerbstoffe, Harz, Bitterstoffe, Glykoside und ätherische Öle (überwiegend Eugenol).

Wie die Nelken wirkt auch die Nelkenwurz antibakteriell und zusammenziehend. Pharmakologisch gesehen ist sie eine adstringierend wirkende Pflanze mit antibakteriell wirkendem ätherischen Öl, könnte also bei Durchfall eingesetzt werden – wie es auch die Volksmedizin empfiehlt. Ein interessanter Aspekt ist, dass das ätherische Öl in der Wurzel zu finden ist. Auch wenn die Nelkenwurz keine spektakulären Blüten hat, scheint sie die Sonnenkraft so aufzunehmen, dass diese bis in die Wurzeln dringen kann. Die Nelkenwurz repräsentiert also das Sonnenprinzip, was für ihre Wirkung auf die Stimmung spricht, wie etwa Pfarrer Künzle meinte. Gleichzeitig ist sie aufgrund der Blüten, die nicht gerade sonnenhaft sind, auch eher eine Jupiterpflanze und könnte somit die Leber als Entgiftungsorgan stärken.

– ANWENDUNG –

Sie wird bei folgenden Erkrankungen eingesetzt: Übelkeit, Erbrechen, Durchfall, Verdauungsbeschwerden, Halsschmerzen, Menstruationsbeschwerden, Zahnschmerzen, Zahnfleischentzündungen, auch Parodontose, Hämorrhoiden, Hautentzündungen oder bei schlecht heilenden Wunden. Zur Behandlung der Parodontose oder schlechtem Mundgeruch kann die Wurzel auch direkt gekaut werden. Die Nelkenwurz kann außerdem die Nerven beruhigen und stärken, die Menstruation regulieren sowie fördern und zugleich das Herz kräftigen.

VERARBEITUNG

- NELKENWURZTEE -

1 TL Wurzeln (frisch oder getrocknet) in 250 ml kaltem Wasser ansetzen und aufkochen, 5 Minuten ziehen lassen. Täglich 2 Tassen trinken oder zu Umschlägen und Spülungen verwenden.

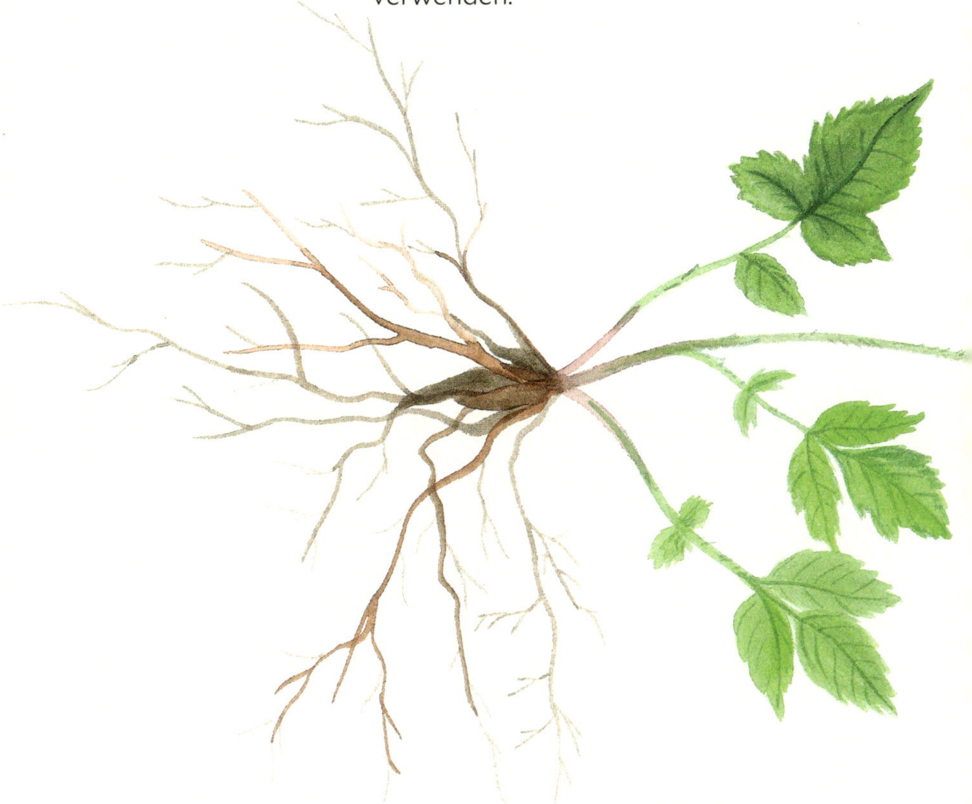

SÜSSHOLZ

(Glycyrrhiza glabra)

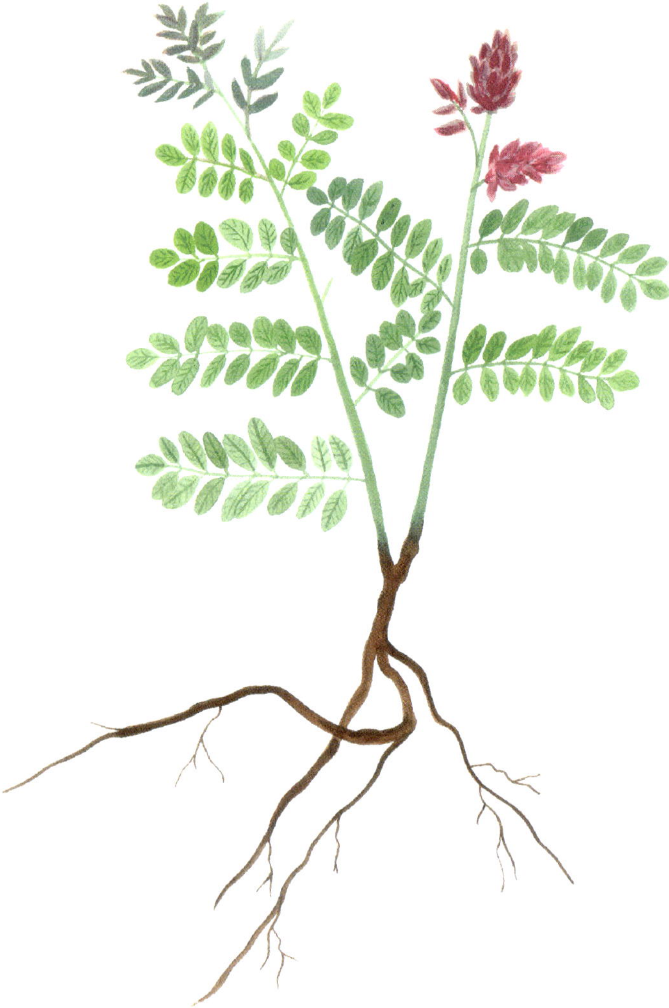

Das Süßholz kommt ursprünglich aus China. *Gan cao,* süßes Stroh, wird das Süßholz in der chinesischen Kräuterheilkunde genannt, es war aber auch in Vorderasien und rund um das östliche Mittelmeer bekannt. An geeigneten Standorten im Garten lässt es sich auch bei uns kultivieren. Es ist eines der am höchsten geschätzten und am häufigsten verwendeten Mittel, das man in vielen Kräuterrezepturen findet.

Schon Tutenchamun verwendete Süßholz als Heilmittel gegen Husten, wie auf altägyptischen Papyri beschrieben ist. Dioskorides, einer der berühmtesten antiken Kräuterbuchautoren, schätzte die guten Effekte des Süßholzes bei Magenbeschwerden und lobte die Anwendung des Saftes bei Rachenentzündungen und Husten. Auch Hildegard von Bingen beschrieb es als Mittel gegen Lungenleiden und Verdauungsbeschwerden. Bemerkenswert ist aber, dass sie Süßholz auch eine positive Wirkung auf die Psyche zuschrieb. Nach Meinung der Äbtissin sollte es milde stimmen und Tobsucht unterdrücken – vermutlich weil die antiken Autoren Süßholz gegen Tollwut empfahlen.

Im Mittelalter erweiterte sich die Anwendung der Heilpflanze. Lonicerus meinte gar, dass Süßholz gegen fast alle Gebrechen wie solche der Brust, Lunge, Leber, Magen, Blase und der Nieren helfen könne. Moderne Untersuchungen zeigen, dass ein solch breites Indikationsgebiet gar nicht unwahrscheinlich ist. Einig waren sich die mittelalterlichen Kräuterärzte dahingehend, dass Süßholz »die Geschwulst des Magens benimmt.«

Auch Napoleon waren die Heilkräfte der Süßwurzel wohl bekannt. Seine berühmte Handhaltung – rechte Hand unter der Knopfleiste über der Magengegend liegend – deuten viele Historiker als Hinweis auf ein Magenproblem, das er mithilfe von Süßholz versuchte zu kurieren.

– DAS »SÜSSE HOLZ« –

Als griech. *glykeia rhiza*, süße Wurzel, und dann als *glykyrrhiza* beschrieben schon die antiken Autoren das Süßholz. Im Lateinischen wurde das griechische Wort zu *liquiritia* verändert, vermutlich in Anlehnung an lat. *liquere*, fließen – wegen der Konsistenz des Wurzelsaftes. Im Englischen wird das Süßholz noch immer *liquorice* genannt, Lakritze hingegen ist die deutsche Ableitung der lateinischen Bezeichnung. Das Süßholz besitzt eine gelbe, holzige Wurzel, die ausgedehnte unterirdische Ausläufer bildet. Um aus dem holzigen Wurzelstock die Droge gewinnen zu können, muss sie geraspelt werden. Der Spruch »Süßholz raspeln« lässt sich darauf zurückführen – wenn man jemandem schmeichelt, ihm also »Süßes ums Maul schmiert«.

– INHALTSSTOFFE UND ANWENDUNG –

Süßholz enthält 5-15 % Glycyrrhizin, welches ein Gemisch aus Kalium- und Kalziumsalzen der Glycyrrhizinsäure ist. Glycyrrhizin ist 50 Mal süßer als Zucker und der wirksamkeitsbestimmende Inhaltsstoff. Ihm wird die schützende Wirkung des Süßholzes auf die Magenschleimhaut zugesprochen und somit auch die positive Wirkung bei Gastritis bis hin zu Magen- und Zwölffingerdarmgeschwüren.

Bei all den Wirkungen der Süßholzwurzel ist zwar noch immer nicht »gegen jede Krankheit ein Kraut gewachsen«, Süßholz kann aber bei vielen Krankheiten wirkungsvoll eingesetzt werden: Atemwegsproblemen, Magenbeschwerden, Gastritis, Darmschleimhautentzündung und als Leberschutz. Neuere Forschungen deuten darauf hin, dass die Süßholzwurzel zudem gegen viele Viren helfen kann. Man sollte Süßholz allerdings mit Vorsicht anwenden, es führt ähnlich wie Cortison dazu, dass die Kaliumausscheidung erhöht und die Natriumausscheidung verringert wird.

VERARBEITUNG

– SÜSSHOLZTEE –

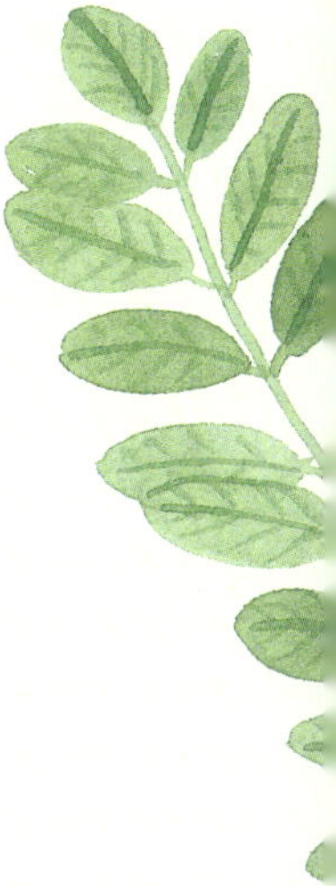

1/2 TL geschnittene Droge mit 1 Tasse kaltem Wasser ansetzen, kurz kochen lassen und abgießen. Zweimal täglich 1 Tasse trinken.

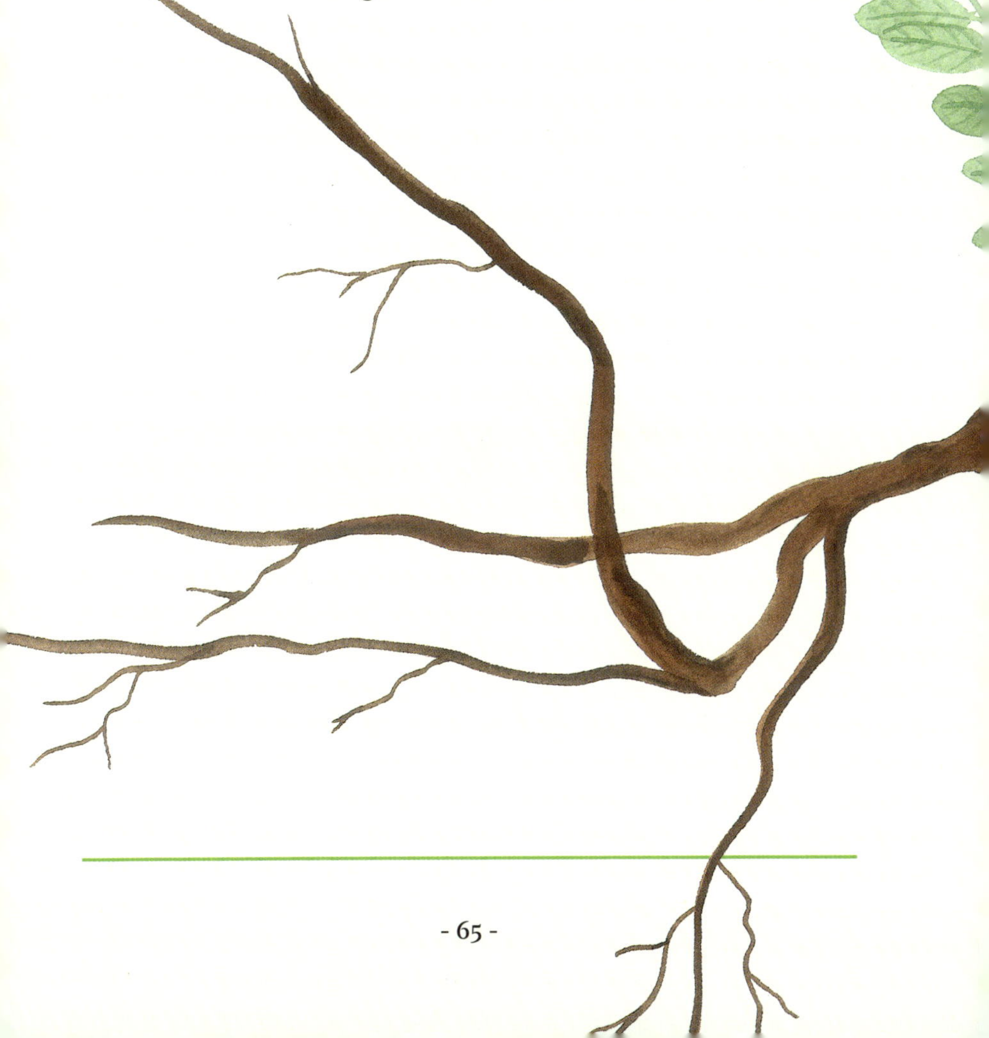

WEGWARTE

(Cichorium intybus)

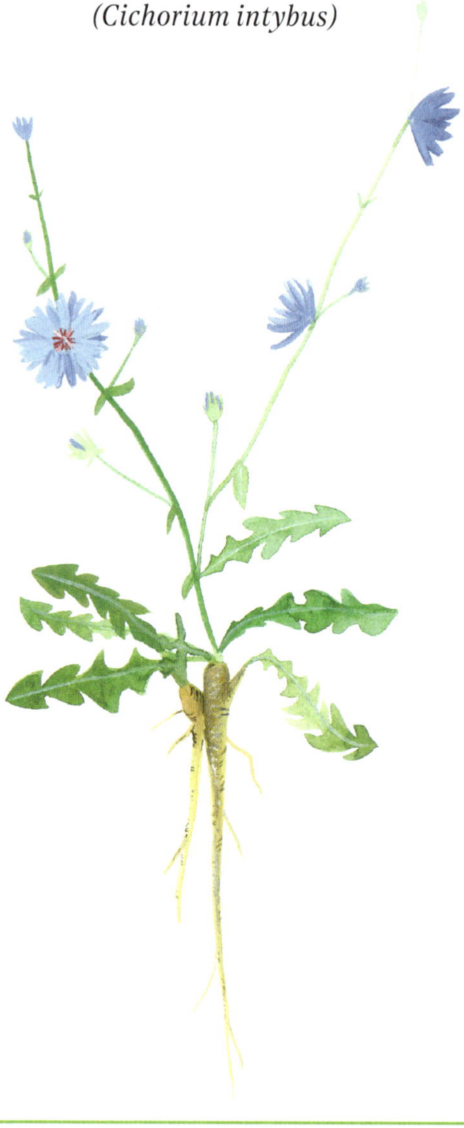

Die Wegwarte erfreut uns bis in den November hinein mit ihren wunderschönen blauen Blüten, die aus den Tränen einer Prinzessin entstanden sein sollen, die am Wegesrand auf ihren Geliebten wartete, der sie gegen Osten hin verlassen hatte. Die Blüten der Wegwarte schauen daher am Morgen immer nach Osten. Gegen Mittag schließen sie sich, um am nächsten Tag wieder neue Blüten zu öffnen.

Im Herbst kann man ihre Wurzeln ernten, die dabei helfen, die Funktion von Leber und Gallentätigkeit zu stärken. Der bittere Tee regt den Stoffwechsel an und hat auch eine entgiftende Wirkung. Bereits Tabernaemontanus schrieb: »Sie thut Widerstand aller Vergiftung«. Die Wegwarte, die am Straßenrand und sogar auf Mittelstreifen der Autobahnen wächst, wo es nach Abgasen stinkt und der Boden vergiftet ist, hilft dem Körper, zu entgiften. Diese Funktion erkannte man schon früh, weshalb sie auch in alten Bergarbeiterrezepten verwendet wurde. Diese Erkenntnis – aus dem Standort einer Pflanze auf ihre Wirkung zu schließen – geht auch auf Paracelsus zurück.

Ein weiteres optisches Zeichen für die entgiftende Wirkung ist die Wandlungsfähigkeit der Pflanze. Während sie bis Mittag in unvergleichlicher Pracht ihre blauen Blüten zur Sonne streckt, ist sie abends nur mehr ein graues Skelett. So kann man sich in etwa auch die Entwicklung bei Vergiftungen durch Schwermetalle vorstellen. Es ist daher ratsam, die Wegwarte des Öfteren in Form einer Kur anzuwenden, da ihre Gerbstoffe sich mit Metallen wie Quecksilber oder Blei zu unlöslichen Komplexen verbinden, die über den Stuhl ausgeschieden werden. Die Wegwarte ist für solche Kuren zudem besonders gut geeignet, weil sie eine positive Wirkung auf die Leber hat und damit auch deren Entgiftungsarbeit stärkt. Begleiten sollte man eine solche Kur mit Nierenkräutern wie der Goldrute.

- ENTGIFTUNGSKUR -

Zwei bis drei Wochen, zweimal täglich Wegwarte und dazu täglich zweimal Goldrute, entweder als Tee oder als Urtinktur.

Die gedörrten Wurzeln wurden früher zu Kaffee gemahlen, was bei den Bauersfrauen sehr beliebt war. Auch Zauberkräfte wurden der Wurzel zugeschrieben – mit ihrer Hilfe sollte man Liebe und Glück gewinnen. Aus den Blüten der Wegwarte wird das Bachblütenmittel *Chicory* hergestellt, das diejenigen brauchen, die alles, was sie lieben, festhalten wollen.

- INHALTSSTOFFE -

Die Wegwarte ist eine Bitterstoffdroge, das heißt, sie enthält eine Reihe verschiedener Bitterstoffe je nach Pflanzenteil. In der Apotheke bekommt man üblicherweise die Wurzel, selber leicht sammeln kann man das blühende Kraut. Positiv hervorzuheben ist zudem, dass Menschen, die den bitteren Geschmack grundsätzlich ablehnen, das milde Bittermittel der Wegwarte akzeptieren. Auch Kinder trinken den Tee gerne. In der Wurzel findet sich Inulin, das zwar nicht wie Insulin den Blutzuckerspiegel senken kann, das aber eine positive Wirkung auf Leber und Bauchspeicheldrüse hat. Dazu kommen noch die für die Entgiftung wichtigen Gerbstoffe.

– ANWENDUNG –

Auch wenn man die Wegwarte in modernen Heilkräuterbüchern kaum mehr findet, sollte man ihre Heilkraft wieder vermehrt nutzen. Heilpflanzen, die sich positiv auf Leber und Gallenflüssigkeitsbildung, auf Bauchspeicheldrüse und Milz auswirken, sowie auf alle gesundheitlichen Probleme, welche durch eine gestörte Milzfunktion ausgelöst werden, gibt es nicht allzu häufig. Da viele Hauterkrankungen sich durch Entgiftung und Leberstärkung positiv beeinflussen lassen, kann die Wegwarte auch bei Erkrankungen wie Schuppenflechte oder Neurodermitis sinnvoll verwendet werden. Zudem wirkt sie bei Verdauungsstörungen und Verstopfung positiv sowie unterstützend bei Rheuma und Diabetes.

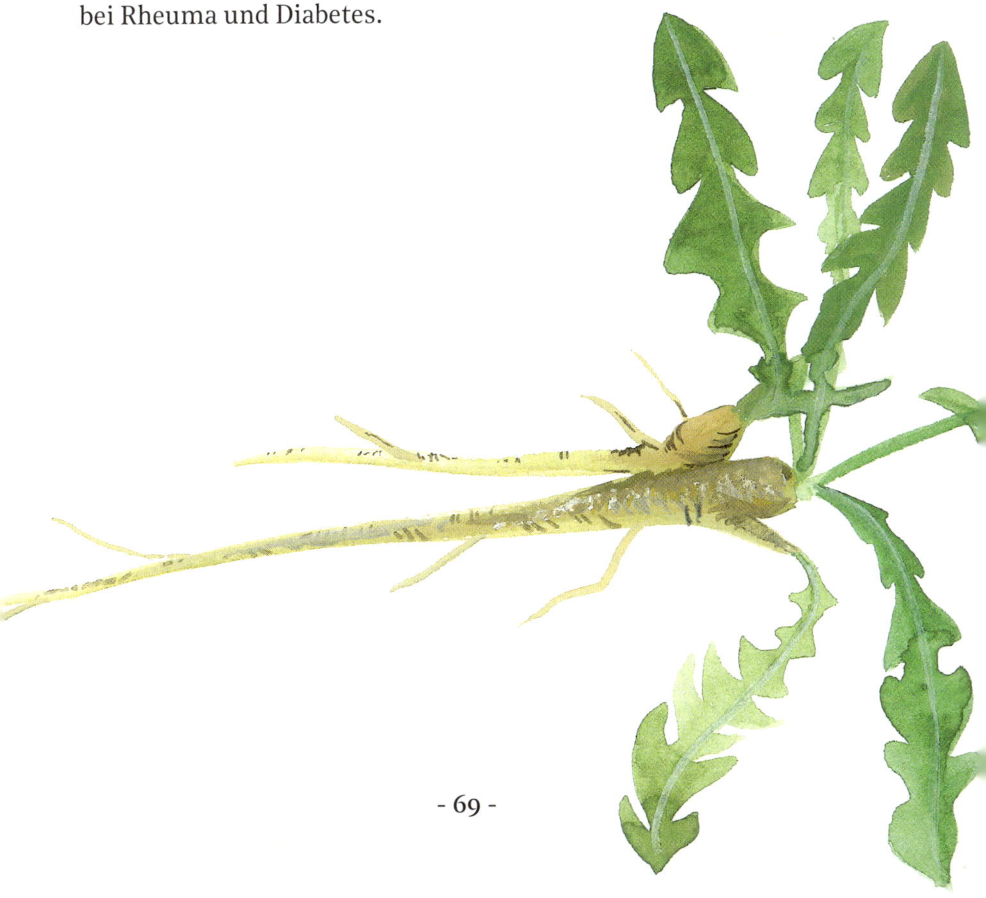

VERARBEITUNG

– TEE –

Für den Tee wird ein Esslöffel der Blätter und Wurzelstückchen mit 250 ml kochendem Wasser übergossen und nach zehn Minuten abgeseiht. Bei unreiner Haut, Ekzemen und Augenentzündungen wird ein Teeaufguss mit der Wurzel und einigen Blüten äußerlich für Kompressen verwendet. Dazu zwei Esslöffel Wurzelstückchen in 300 ml Wasser für 10 Minuten kochen, ein paar Blüten dazugeben und nochmal 10 Minuten ziehen lassen. Der Tee mobilisiert die Darmtätigkeit, daher sollten Menschen mit einer schwachen Verdauung und Neigung zu Verstopfung immer wieder davon trinken. Eine Teekur mit Wegwartenblättern und -wurzeln hilft, Schwermetalle und andere Gifte auszuleiten.

- WEGWARTENWEIN -

Auf Paracelsus geht auch das Rezept eines »Sommerweines« zurück, bei dem die Wegwarte im Mittelpunkt steht. In leicht abgewandelter Form entsteht daraus ein Aufbaumittel für geschwächte Menschen, zum Beispiel nach Infektionskrankheiten oder bei altersbedingten Schwächen und auch als Aufbaumittel für das Gemüt.

- REZEPT -

1 Liter guter Rotwein, 1 Handvoll Wegwartenwurzeln, 1 Handvoll Melissenblätter, 1 Handvoll Ysopkraut, 1 EL Anis, 1 Zimtstange, 2 EL ungespritzte Orangenschalen.

Alle Zutaten in einem Mörser zerstoßen, in ein Glas füllen, mit dem Rotwein aufgießen, verschließen und 3 Wochen an einem gleichmäßig temperierten Ort ausziehen lassen, anschließend abfiltern. Täglich 2 Likörgläser davon trinken.

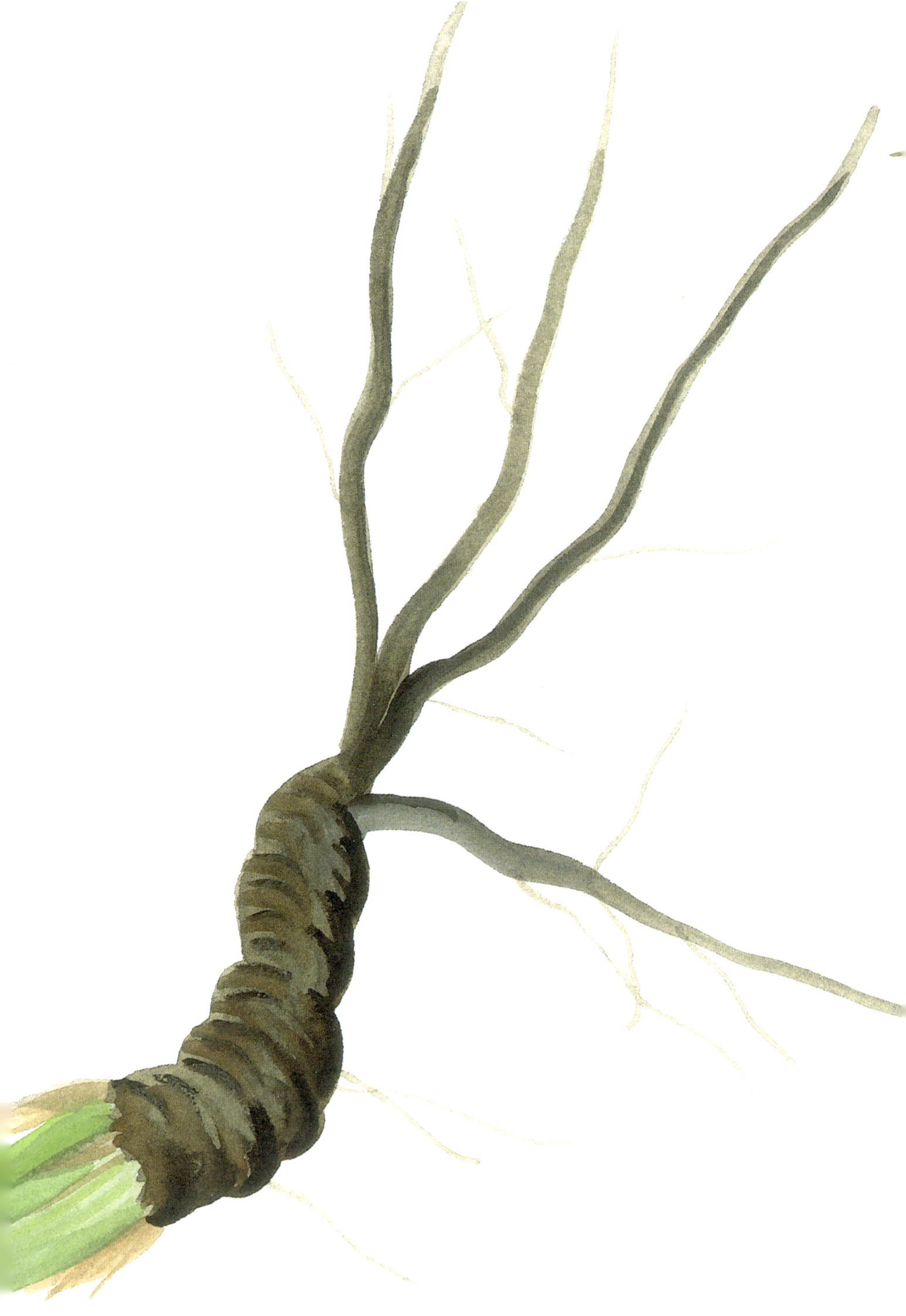

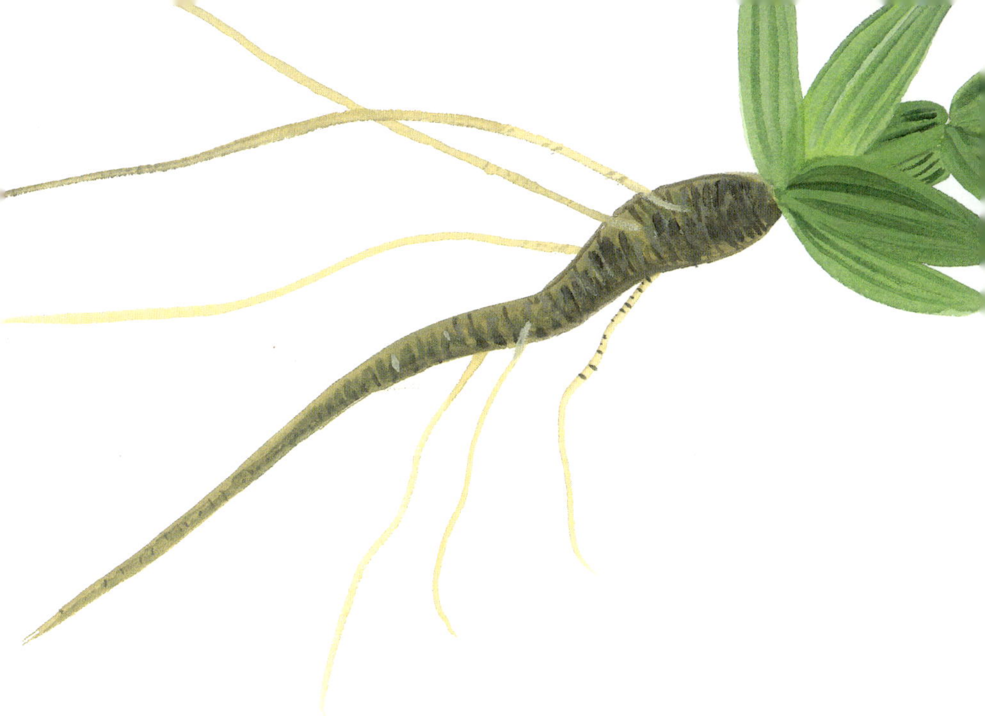

ALMWURZELN

Auf Hochstaudenfluren im Gebirge gibt es etliche Pflanzen mit dicken Wurzeln. Man muss aber nicht zwangsläufig ins Gebirge gehen, um diese Wurzeln zu ernten, einige der Pflanzen kann man auch im Garten kultivieren.

GELBER ENZIAN

(Gentiana lutea)

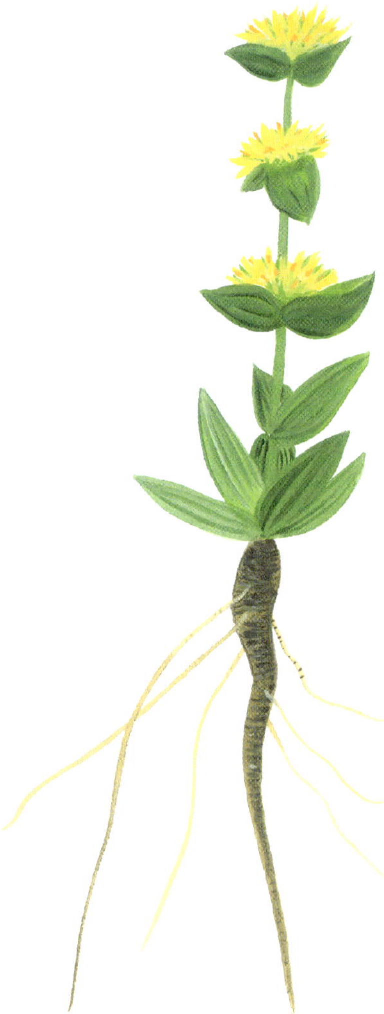

Eine lebensstärkende Wirkung schrieb man dem Gelben Enzian zu und das zeigt auch schon seine stattliche Erscheinung. Als wäre er sich seiner Stärke bewusst, wächst er im Gebirge auf Wiesen bis zu 1,5 Meter hoch und auch seine Wurzeln erreichen eine erstaunliche Größe. Zwar steht der Enzian unter Naturschutz, man kann ihn aber durchaus auch im Garten kultivieren. Aus den Wurzeln lässt sich der berühmte Enzianschnaps herstellen, einige Wurzeln im Garten kann man trocknen und zur Herstellung von Tee nutzen.

Seinen Namen hat der Enzian angeblich vom illyrischen König Gentius, der im 2. Jahrhundert vor Christus den medizinischen Wert der Pflanze als Heilmittel gegen die Pest erkannte. Pythagoras verwendete ihn als Gegenmittel bei Vergiftungen. Im Mittelalter galt er als Allheilmittel – und das kann man von einer tonisierenden Bitterstoffdroge ja wohl auch erwarten.

Verwendet wird in erster Linie die Wurzel des Enzians, die das Glykosid Amarogentin enthält, den bittersten Naturstoff überhaupt, der noch in einer Verdünnung von 1:50 000 deutlich bitter schmeckt. Bitterstoffe wirken magensaft-, sekretions-, gallenfluss- und überhaupt verdauungsanregend. Als Pflanze, die eine deutliche Jupitersignatur trägt, hat der Enzian auch eine leberstärkende Wirkung. Wegen seiner insgesamt tonisierenden Wirkung durch die Bitterstoffe hilft er auch bei Schwächezuständen aller Art wie beispielsweise während der Rekonvaleszenz nach erschöpfenden Erkrankungen. Seit jeher wurde Enzian alkoholischen Getränken beigemischt und bis heute enthalten viele Aperitife, Magenbitter und Verdauungsschnäpse Enzianwurzeln.

– ANWENDUNGSGEBIETE –

Appetitlosigkeit, Magenschwäche mit Subazidität (zu wenig Magensäure), Refluxgastritis aufgrund von Subazidität, Gallenprobleme, zur Leberstärkung, gegen nervöse Erschöpfungszustände und Magenschmerzen.

Enzian regt die Bildung der Magensäfte an und hilft so auch gegen Sodbrennen. Außerdem kann er festsitzenden Schleim lösen, weshalb er auch bei Erkältungen verwendet wird.

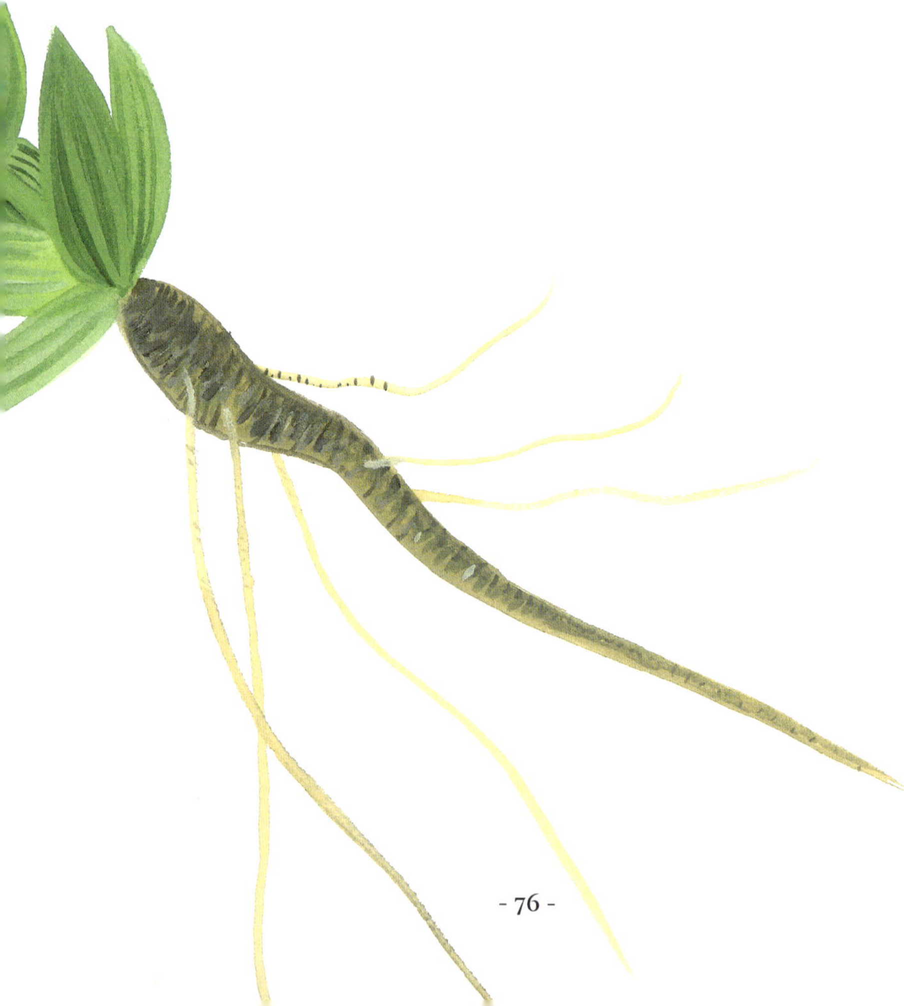

VERARBEITUNG

- MAGENBITTER -

100 g Enzianwurzeln (frisch, aus dem Garten), 6 g Zimtstange, 4 g Nelken, 4 g Kardamom, 50 g Orangenschalen (biologisch, unbehandelt), 1 Liter Rum (echter!) oder Weingeist.
Alles zusammenmischen, mit dem Alkohol übergießen und 10 Tage stehen lassen. Dann abfiltern, abfüllen und mindestens noch 6 Wochen ruhen lassen.

- MAGENBITTER, BITTERSÜSS -

15 g Enzianwurzeln, 15 g Alantwurzeln, 100 g unbehandelte Orangenschale (alles frisch), 24 g Sternanis, 8 g Anis, 1 Liter 70%-Alkohol.
Alles vermischen und die Kräuter und Gewürze darin 2 Wochen ausziehen lassen, abfiltern und dann im Verhältnis 1:1 mit Zuckerwasser (80 g Zucker pro Liter Wasser) vermischen, abfüllen und 6 Wochen nachruhen lassen.

- ENZIANTEE -

1 TL zerkleinerte Wurzeln mit 1/4 Liter kochendem Wasser übergießen, 5 Minuten ziehen lassen und abseihen. Um die Verdauung zu fördern, sollte man eine halbe Stunde vor dem Essen eine Tasse trinken.

MEISTERWURZ

(Peucedanum ostruthium)

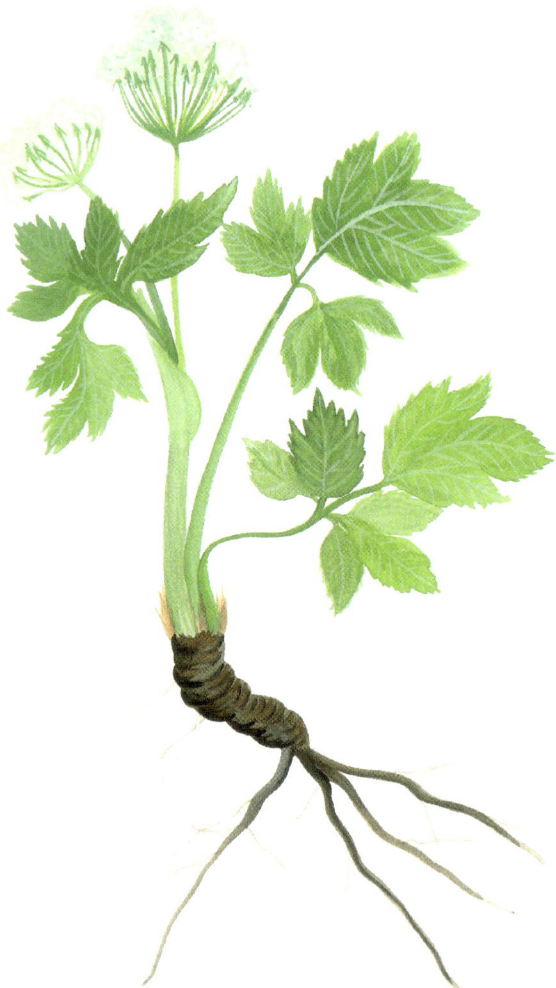

Paracelsus schätzte diese Heilpflanze so sehr, dass er angeblich immer ein Wurzelstück bei sich getragen haben soll. Aus den Kräuterbüchern der Gegenwart ist die Meisterwurz aber leider fast verschwunden. Es spricht zwar nichts dagegen, dass exotische Heilpflanzen bei uns populär werden, doch sollten unsere traditionellen Heilpflanzen dabei nicht in Vergessenheit geraten.

Imperatoria ostruthium, Meisterin aller Heilwurzeln, wurde die Meisterwurz von den Botanikern des Mittelalters genannt, wohl um auf die großen Heilkräfte der Pflanze hinzuweisen. *Ostruthium* ist vermutlich abgeleitet von *Astrantia*, Astrenzen, wie die Meisterwurz volkstümlich bezeichnet wurde, wobei eine andere Pflanze, die Sterndolde, heute botanisch *Astrantia major* heißt. Diese ist zwar auch ein Doldengewächs und wird volksmedizinisch genutzt, hat aber ganz andere Inhaltsstoffe in der Wurzel als die Meisterwurz. Heute lautet der botanische Name der Meisterwurz *Peucedanum ostruthium* (griech. *peukè*, Fichte; *danos*, trocken, niedrig), also kleine Fichte, obwohl sie einer solchen natürlich nicht ähnelt.

Die Meisterwurz hat ihr Hauptverbreitungsgebiet im Alpenraum in den Hochstaudenfluren. Daher war sie in dieser Gegend auch immer eine Pflanze der Volksmedizin. Meisterwurzblätter legte man etwa auf eiternde, schwer heilende Wunden. Die Wurzel dagegen verwendete man, vor allem in Wein gekocht, als Gegenmittel bei Vergiftungen und gegen ansteckende Krankheiten.

Im Mittelalter stand die Meisterwurz in höchstem Ansehen und wurde bei Mensch und Tier als das beste Mittel gegen Ansteckungen betrachtet. In der Volksmedizin wurde sie zudem lange gegen die Maul- und Klauenseuche eingesetzt.

Paracelsus, der die Gebirgspflanze Meisterwurz sehr gut kannte und besonders schätzte, meinte etwa: »Meisterwurz ist auch der fürnehmsten Kräuter eins so zu vielen Gebrechen dienlich«. Er kannte auch die vor Ansteckungen schützende Wirkung und empfahl sie zum Schutz vor der Pest. Er sah in der Meisterwurz außerdem ein gutes Mittel für die Leber: »Es hilft bei allen Schäden der Leber, [...] bei Gelbsucht soll es verwendet werden.« Die innerlich anregende Wirkung der Pflanze, deren »warme« Elementqualität sozusagen das »innere Feuer« anregen kann, in Kombination mit der die Leber anregenden, entgiftenden Wirkung brachte Paracelsus dazu, die Meisterwurz in Rezepturen einzusetzen, die dazu dienen sollten, »den inneren Alchemisten«, also vor allem die Leber anzuregen. Doch nicht nur zur Stoffwechselanregung nutzte Paracelsus die Meisterwurz. Er meinte, dass sie vor allem bei Männern die Lebensgeister stärken kann. Ein volkstümlicher Spruch drückt dies recht deutlich aus: »Die Meisterwurz hilft dem Meister auf die Meisterin«. Im Alpenraum wird sie noch immer als »Ginseng des Westens« bezeichnet, weil sie ähnlich wie der Ginseng als Allheilmittel betrachtet wird.

– INHALTSSTOFFE –

Die Meisterwurz ist ein *Amarum aromaticum*, also eine aromatische Bitterstoffdroge. Der scharfe Geschmack ist auf das ätherische Öl zurückzuführen, in dem sich 95 % Terpene befinden. Diese sind stark antibakteriell, immunmodulierend und entzündungshemmend. Die Bitterstoffe dagegen wirken insgesamt tonisierend, appetitanregend und verdauungsfördernd.

VERARBEITUNG

- ANWENDUNGSGEBIETE -

Magenverstimmungen, Bronchialerkrankungen, Verschleimung der Atemwege, allgemeine Schwächezustände (vor allem bei alten Menschen), Steigerung der Abwehrkräfte, akute Vergiftungserscheinungen (durch verdorbene Nahrungsmittel) und zur Ausleitung bei chronischen Vergiftungszuständen (Umweltgifte, Schwermetallbelastungen), bei Frühjahrskuren zum Entschlacken oder zur Umstimmung des Gesamtstoffwechsels.

- MEISTERWURZTEE -

1 TL der Droge mit 1/4 Liter heißem Wasser im Aufguss zubereiten, 10 Minuten ziehen lassen.

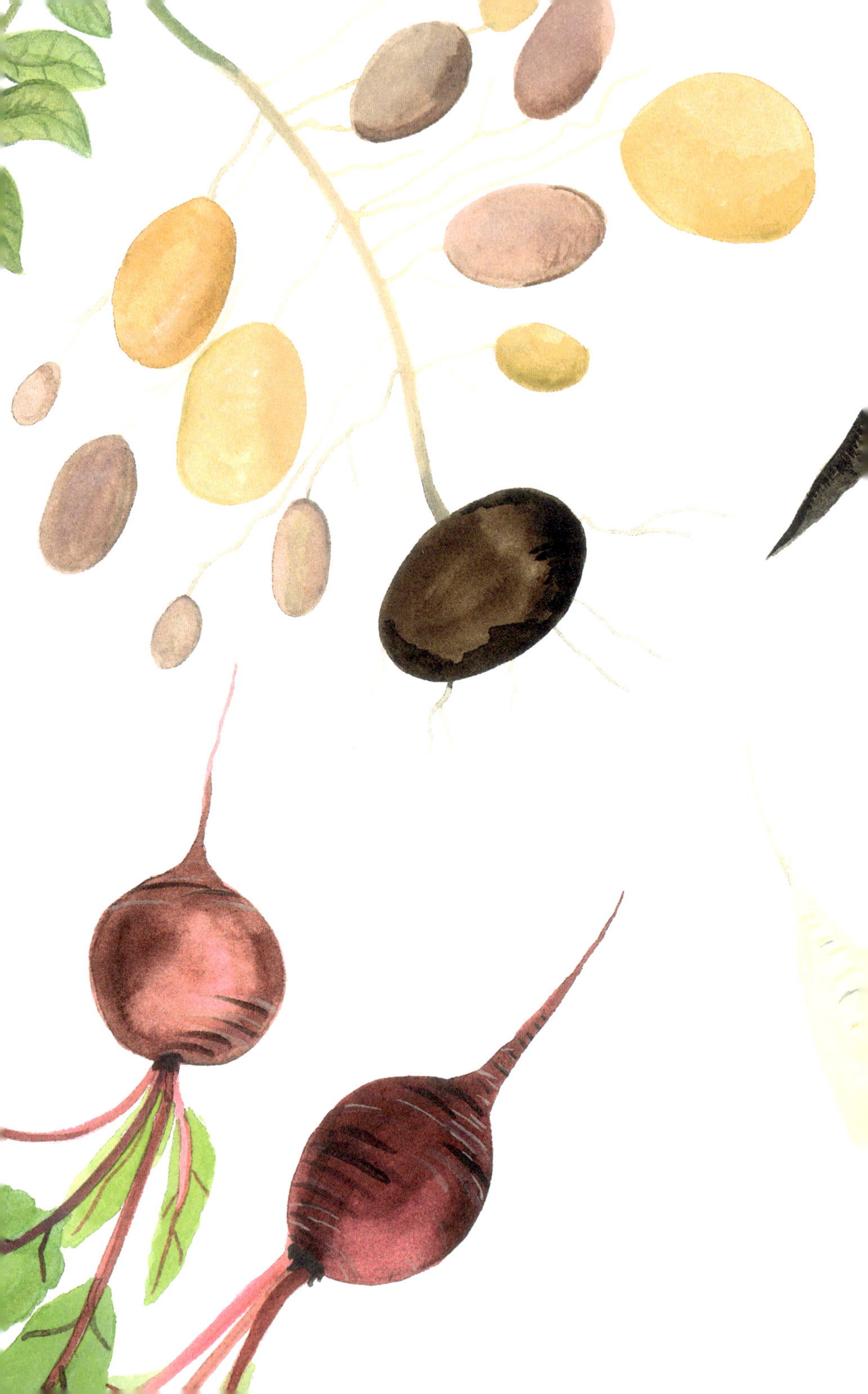

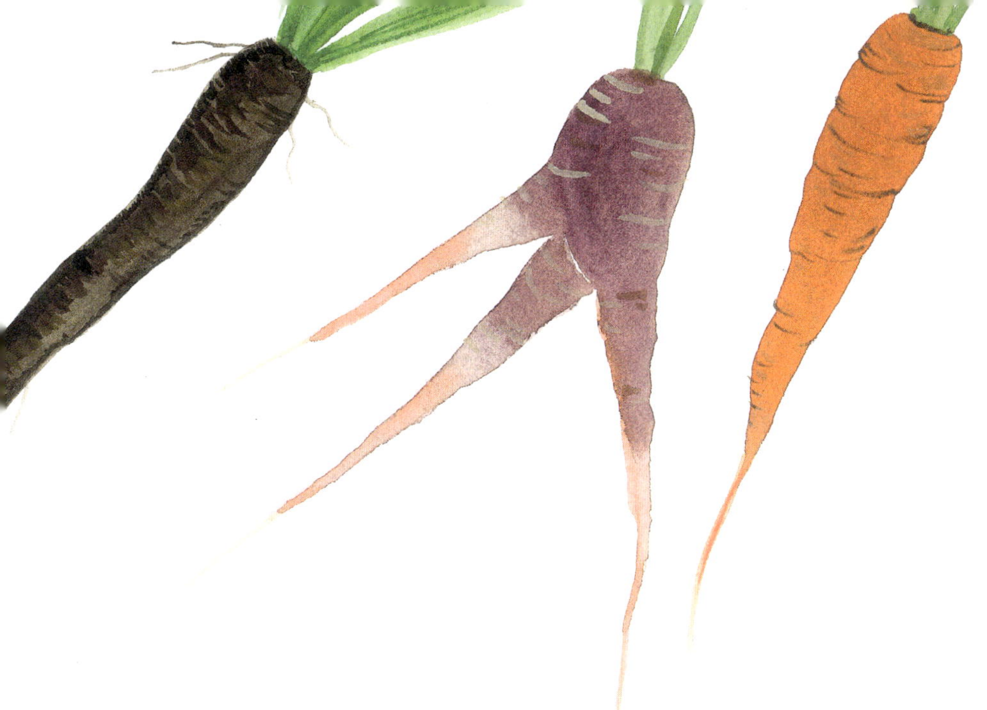

WURZELN FÜR DIE ERNÄHRUNG

Wurzelgemüse hat in unserer Küche eine lange Tradition. Neben Getreide und Reis gehört es seit jeher zu den wichtigsten Grundgemüsemitteln auf der ganzen Welt – in ganz Mitteleuropa vor allem von November bis zum Frühjahr.

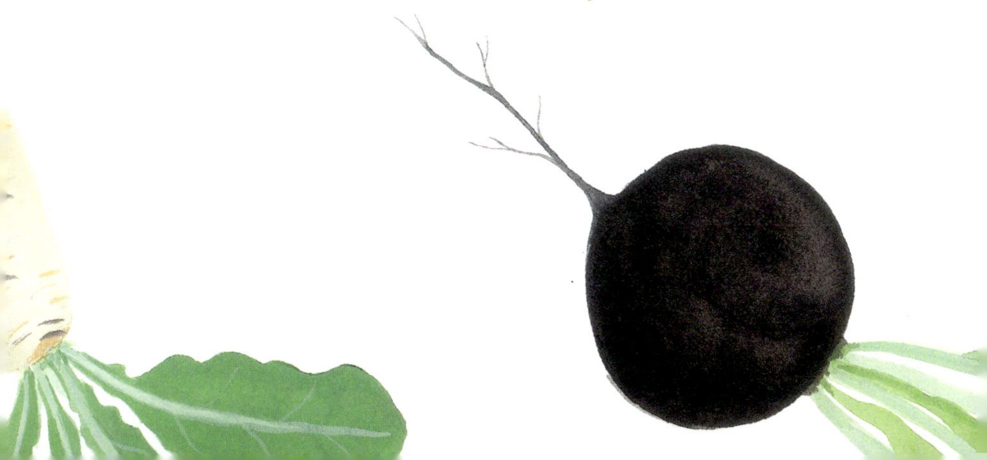

Die ältesten menschlichen Kulturspuren fand man in der Eiszeit. Hunderttausende von Jahren sind seit der ersten und ältesten Eiszeit vergangen. Viermal wurden die Lebensräume der Steinzeitmenschen von solchen Urgewalten verändert.

Eine lange Entwicklungszeit lag hinter den Menschen der prähistorischen Frühzeit, immer noch waren sie frei umherziehende Jäger, deren Werkzeuge aus Steinen und Knochen bestanden. Ihre Kultur darf aber nicht als primitiv bezeichnet werden, denn in jener Zeit entstanden die Malereien in den berühmten Höhlen von Spanien, Südafrika und Nordafrika. Die Jäger der Steinzeit waren aber auch Sammler, die in den riesigen Wäldern Früchte und Wurzeln suchten. Es war sicher eine lange Erfahrungskette, die die Menschen durch Jahrtausende hindurch brauchten, bis sie unterscheiden konnten zwischen Gewächsen, die als Nahrung dienen konnten, und solchen, die unsichtbares Gift enthielten.

Vermutlich dauerte es zehntausende Jahre, bis sie herausfanden, dass Wurzeln nicht nur Nahrung, sondern auch Medizin sein konnten. Die Wurzelsucher müssen erkannt haben, dass sich in verschiedenen Wurzeln Stoffe fanden, die von großer Wichtigkeit sein können.

Wahrscheinlich reicht die Kenntnis unserer nahrhaften Wurzeln in die Zeit dieser Wurzelsucher zurück: Kartoffel, Bataten, Yams und andere solcher Pflanzen mit dick geschwollenen Wurzeln lieferten die lebenswichtigen Volksnahrungsmittel von Europa bis Asien. Aus kleineren unscheinbaren Wildpflanzen kamen im Lauf der Zeiten vermutlich feinere Wurzelgemüse hinzu.

Es gibt viele gute Gründe, wieder vermehrt Wurzelgemüse auf den Tisch zu bringen. Wurzelkräfte helfen uns dabei, verwurzelt zu bleiben, was vor allem in Zeiten der Winterstürme von Vorteil ist. In der Anthroposophischen Medizin werden Analogien zwischen einem weitverzweigten Wurzelsystem und dem Nerven-Sinnes-System hergestellt. Daher verwendet man in dieser Sparte der Medizin die Wurzeln der Heilpflanzen zur Stärkung von Nerven und Geist. Auch aus Sicht der TCM ist es empfehlenswert, in der kalten Winterzeit innerlich wärmende Wurzelgemüse zu essen.

Botanisch gesehen unterscheidet man bei Wurzelgemüse zwischen Rüben, Knollen und Zwiebeln. Die meisten Wurzelgemüsesorten wie Karotte, Petersilie, Pastinake und Sellerie zählen zu den Doldengewächsen. Sie sind prall gefüllt mit gesund erhaltenden Stoffen. Vor allem weisen ihre Wurzeln ätherische Öle auf, was ihnen nicht nur verdauungsfördernde, sondern auch atemwegsschützende Wirkung verleiht. Die Schwarzwurzel zählt dagegen zu den Korbblütlern und enthält Inulin, ein Polysaccharid, das sich positiv auf den Stoffwechsel auswirkt. Wurzelgemüse kann daher für verschiedene Zwecke in der Hausmedizin eingesetzt werden wie für Magen, Darm, Leber, die Atemwege und die Nerven.

KAROTTE

(Daucus carota)

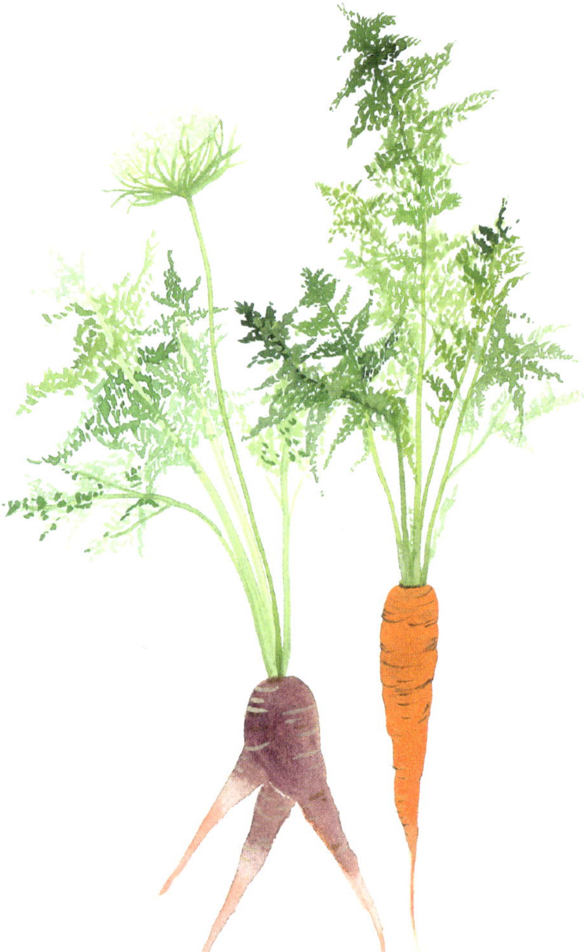

Was wäre das Leben ohne Karotten? Schon als Babys werden wir mit Karottenpüree vertraut gemacht, Kinder lieben es, rohe Karotten zu knabbern, später sind sie uns unentbehrlich, etwa als Suppengemüse. In erster Linie betrachten wir Karotten als Gemüse, also als Nahrungsmittel. Dass Karotten gut für Auge und Haut sind, weiß jedes Kind. Doch die Karotte kann noch wesentlich mehr.

– KAROTTE, MÖHRE, GELBE RÜBE, MOHRRÜBE –

So vielfältig wie ihre Namensgebung sind das Erscheinungsbild und die förderliche Wirkung der Karotte auf das menschliche Wohlbefinden. Der Ursprung der Karotte ist nicht eindeutig geklärt. Unsere heimische und die mediterrane Wildkarotte haben weiße Rüben, die afghanische Wildkarotte dagegen gelbe bis purpurrote. Vermutlich ist die heutige Karotte eine Kreuzung dieser drei Arten, jedenfalls war im alten Rom bereits eine gelb-orange Form bekannt. Die knackige orange Karotte, die heute in unseren Gärten gezogen wird, wurde erst im 17. Jahrhundert in Holland gezüchtet und sofort zum Modegemüse. Die feinen Damen in Frankreich waren so begeistert von der Pflanze, dass sie ihre Hüte mit ihren Blattwedeln schmückten. Bald verdrängte das neue Wurzelgemüse die älteren Arten wie Pastinake und Zuckerwurzel aus den Gärten. Übrigens gibt es neben der gelben Rübe auch heute noch weiße, violette sowie purpurrote Formen und neuerdings werden auch schwarze Karotten angeboten.

– KAROTTEN – GUT FÜR MANN UND FRAU –

Die älteste medizinische Beschreibung über die Anwendung von Karotten finden wir bei dem kräuterkundigen Arzt Dioskorides (60 n. Chr.): »Dass die Blätter mit Honig gestampft auf krebsige Geschwür aufgetragen werden, dass die Samen eine erwärmende Kraft haben und getrunken den Harn und die Monatszeit (Menstruation) treiben, das Bauchgrimmen und alten Husten vertreiben.«

Schon immer wurde die Karotte mit dem Geschlechtstrieb und der Empfängnis assoziiert. Besonders die Wilde Möhre mit ihrer aromatischen Wurzel wurde als Aphrodisiakum und Geschlechtstonikum genutzt. Auch die Griechen kannten die Wurzel als Lenzmittel und im Mittelalter war man ebenso von dieser Wirkung überzeugt. Auf den Hebriden wurden die Wurzeln bis vor wenigen Jahren von jungen Mädchen gesammelt und ihren Partnern bei Tanzfesten zum Kauen gegeben. Der Renaissancebotaniker Hieronymus Bock lässt uns wissen: »Die Rübsamenwurzel bekommt der Frucht im Mutterleib (macht fruchtbar), desgleich all denen, so tröpfflecht harnen und sonst im (Ehe-)Werck unvermöglich sind.« Auch Mathiolus, ein berühmter Arzt des 16. Jahrhunderts, meinte, dass Karotten »eine freundliche und anmutige Speiss« seien, »die den Ehemann lustig machen«. Aber Achtung – Porphyrine, die eine Sexualhormonausschüttung über die Hypophyse anregen, finden sich vor allem reichlich im Karottengrün. Frau sollte also Mann dieses Grün mitessen lassen, vor allem wenn sie als Jungkarotten samt Blättern angeboten werden!

– INHALTSSTOFFE –

Karotten enthalten nicht besonders viel Vitamin C, dafür aber sehr wertvolle B-Vitamine, Folsäure, etwas Vitamin D und E, viel ätherisches Öl, etwas Eisen, Magnesium, Kalzium und Phosphor sowie besonders viel von dem immunstärkenden Spurenelement Selen.

Die wichtigsten Inhaltsstoffe aber sind die Carotinoide. Wissenschaftlich werden sie als Krebsschutzstoffe geschätzt, die den Reparaturmechanismus des Körpers unterstützen, der einsetzt, wenn Zellen bereits geschädigt sind. Die überragende Bedeutung liegt in ihrer Funktion, Zellen vor schädigendem Lichteinfluss zu schützen, und bei der Untergruppe der Carotine in ihrer Funktion als Provitamin, also einer Vorstufe von Vitamin A. Bezüglich ihres Gehalts an Alpha- und Betacarotinen sind die Karotten absolute Spitze unter den Gemüsen. Vor allem aus Betacarotin kann der Körper Retinol, sprich Vitamin A bilden. Auch die Flavonoide in der Karotte, die die Zellatmung unterstützen, können Krebserkrankungen vorbeugen. Besonders den Polyinen, vor allem dem Falcarinolin, in der Karottenwurzel gilt in den letzten Jahren das wissenschaftliche Interesse. Es schützt die Karotten vor Pilzbefall und kann, wie Untersuchungen zeigten, die Krebsentstehung hemmen. Die große Menge an Ballaststoffen, vor allem der Reichtum an Pektinen in den Karotten, der sonst nur in Äpfeln erreicht wird, ist ebenso wichtig zur Vorbeugung gegen Krebs (vor allem im Darmbereich) und hilft auch, Fäulnisprozesse zu verhüten.

– DIE HEILWIRKUNGEN DER KAROTTE –

Dank ihres hohen Gehaltes an Betacarotin, das im Körper zu Vitamin A verwandelt wird, verhilft sie zu guter Sehkraft, was vor allem Menschen unterstützt, die ständig am Computer arbeiten müssen. Vitamin A hat zudem auch eine Bedeutung für das Wachstum von Haut und Schleimhaut, was vor allem im Winter wichtig ist.

– A STEHT FÜR AUGE –

Wer viel Zeit vor dem Computer- oder Fernsehbildschirm verbringt, verbraucht viel Sehpurpur. Zu dessen Synthese braucht der Organismus Vitamin A, aber auch die Sehschärfe der Augen steht mit dem Vitamin-A-Gehalt im Blut in Zusammenhang. Karotten begünstigen dank ihres hohen Gehaltes an besagtem Betacarotin die Sehschärfe und das Dämmerungssehen, beugen also der Nachtblindheit vor und wirken vorteilhaft bei bestimmten Augenkrankheiten wie *Retinitis pigmentosa* (Netzhautentzündung).

– KAROTTEN UND HAUT –

A steht nicht nur für Auge, Vitamin A hat auch eine wichtige Funktion für das Wachstum von Haut und Schleimhäuten. Fehlt das Vitamin, verhornen die Talgdrüsen, die Hautzellen regenerieren sich langsamer, die Haut trocknet aus, wird rissig, spröde und infiziert sich leichter. Die Farbstoffe der Karotte haben aber noch eine andere Wirkung. Bei Säuglingen ist bekannt, dass zu viel Karottensaft dazu führt, dass sie eine völlig ungefährliche orange-bräunliche Färbung der Haut bekommen. Ähnliches kann auch bei Erwachsenen beobachtet werden. Die in der Haut eingelagerten Karottenfarbstoffe schützen die Haut, ähnlich wie der natürliche Hautfarbstoff Melanin, vor den schädigenden Wirkungen des Sonnenlichtes, besonders seiner UV-Anteile. Es ist also ganz besonders im Sommer günstig, viele Karotten zu essen. Im Herbst können sie dazu beitragen, die Sonnenbräune länger zu erhalten.

VERARBEITUNG

– KAROTTEN FÜR DEN DARM –

Traditionell bekannt ist die Anwendung von Karotten bei Durchfall. Im Jahre 1908 erzielte der deutsche Kinderarzt Prof. Ernst Moro mit einer Suppe bei der Bekämpfung von Säuglingsdurchfall so gute Erfolge, dass diese Suppe nach ihm benannt wurde: die Moro'sche Karottensuppe.

500 g geschälte Karotten zerkleinern, in 1 Liter Wasser eine Stunde kochen, pürieren, Gesamtmenge auf 1 Liter auffüllen, 3 g Kochsalz dazu geben.
Wenn man ein bisschen Butter beifügt, wird die Suppe von den Kindern meist noch lieber gegessen.

Die heilende Wirkung geht auf die Pektine zurück, die eine leicht stopfende, aber vor allem auch Gase im Darm absorbierende Wirkung haben. Man fand heraus, dass Kohlenhydrate, die Oligogalacturonsäuren, krankheitserregende Darmbakterien daran hindern können, an der Darmwand anzudocken.
So können diese keine Giftstoffe bilden, werden ausgeschieden und der Durchfall lässt nach. Wichtig ist allerdings, dass die Karotten weich gekocht und dann passiert werden müssen, damit diese Säuren aufgeschlossen werden können. Gegen Wurmbefall im Darm – vor allem Oxyuren, also Madenwürmer – wird traditionell ein Brei aus geriebenen Karotten eingesetzt. Kinderärzte empfehlen, den Kindern 1–2 Tage nichts anderes als diesen Karottenbrei essen zu lassen. Wurmkuren sollten natürlich nur unter Aufsicht eines Arztes durchgeführt werden.

VERARBEITUNG

– KÜCHENTIPPS –

Das gute Gemüse sollte man nicht schälen, sondern nur kurz bürsten, da die gesundheitsfördernden Flavonoide unter der Schale sitzen. Da das Vitamin A und auch seine Vorstufen fettlöslich sind, sollten Karotten mit Butter oder kaltgepressten Ölen zubereitet werden. Karotten lassen sich aber nicht nur als Brei oder Suppengemüse zubereiten, wenn man ihre Heilkräfte nutzen möchte. So schmecken etwa bissfest gekochte Karotten mit Kreuzkümmel oder etwas Ingwerpulver gewürzt und in Butter geschwenkt ganz wunderbar. Ebenso mit Kreuzkümmel, dazu noch mit Knoblauch und Petersilie gewürzt und in Olivenöl mariniert, wird ein marokkanischer Salat daraus und mit Zwiebeln gedünstet, mit Currypulver sowie frischem Ingwer gewürzt und mit Gemüsebrühe abgelöscht, werden Karotten zu einer indischen Suppe. Und nicht zu vergessen: Schweizer Rüeblitorte – eine Torte aus geriebenen Karotten und Nüssen – saftig, lange frisch und gesund ...

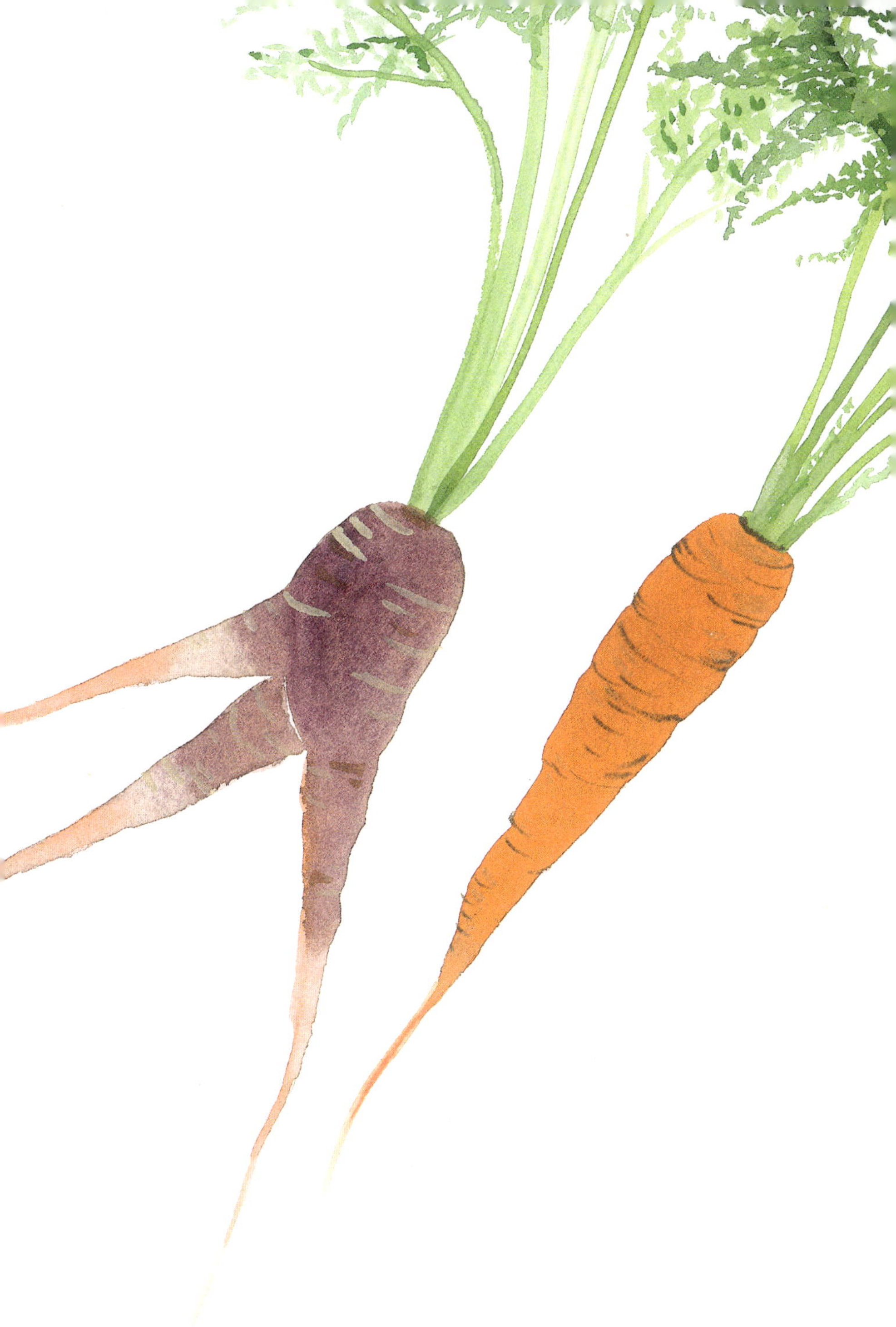

KARTOFFEL, ERDÄPFEL

(Solanum tuberosum)

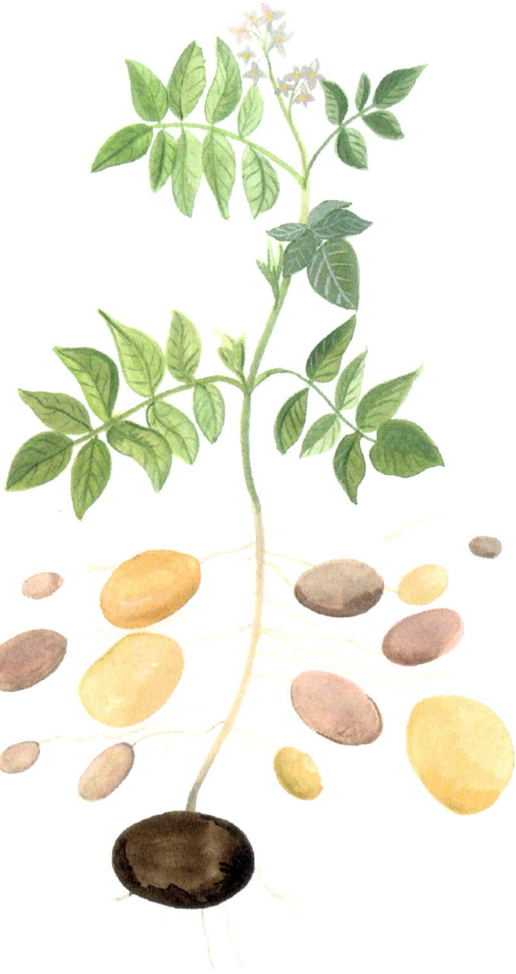

Die Kartoffel stammt aus den Anden im Bereich von Bolivien, Peru und Nordchile. Dort kultivierten die Indios die knollenbildenden Pflanzen in 2.000 bis 3.000 Metern Höhe schon vor 5.000 Jahren. Die Inkas verehrten den Schutzgeist der Kartoffel als Erdmutter Pacha mama, die gute Ernte gewährte.

Schon lange vor der spanischen Eroberung wandten sie ein Verfahren zur Gewinnung von Trockenkartoffeln an. Noch immer breiten die Indios die Knollen nach der Ernte auf dem Boden aus, lassen sie in der kalten Bergluft über Nacht gefrieren, stampfen anschließend das Wasser aus und trocknen sie. Diese gefriergetrockneten Kartoffelchips, *chuños* genannt, sind ihr Hauptnahrungsmittel.

– DER WEG DER KARTOFFEL NACH EUROPA –

Im Jahre 1533 berichteten die spanischen Konquistadoren erstmals von der ihnen unbekannten Feldfrucht. Aber erst 50 Jahre später fand die Kartoffel, ebenso gründlich missverstanden wie ihre amerikanische Nachtschattenschwester, die Tabakpflanze, ihren Weg nach Europa. Francis Drake, Seefahrer, Entdecker und Freibeuter im Dienste von Queen Elisabeth I., brachte sie als Geschenk mit nach Europa. Doch die Suppe, die Ihrer Majestät aus den Beeren der Kartoffel zubereitet wurde, führte zu schlimmen Folgen nach dem Festmahl. Solanin, das in allen grünen Teilen der Pflanze, also in den Blättern, den Beeren und auch in grünen Stellen der Knolle enthalten ist, führt schon in geringen Mengen zu Bauchschmerzen, Krämpfen und Durchfall.

– DIE KARTOFFEL – GRUNDNAHRUNGSMITTEL IN EUROPA –

Es dauerte noch lange, bis die Kartoffel zum europäischen Volksnahrungsmittel wurde, denn die Bauern wollten von dieser Pflanze nichts wissen. Erst die Not lehrte die Menschen, die Kartoffel zu schätzen und zwar zuerst in Irland im 17. Jahrhundert. Im deutschsprachigen Raum bedurfte es staatlicher Zwangsmaßnahmen, vor allem unter Friedrich dem Großen, der hart durchgriff, um den Anbau der Kartoffel zu fördern. In Österreich fanden sich die ersten Kartoffeln um 1580 nur in den Gärten der Fürsten als Zierpflanze. Der Anbau wurde vorerst vom Adel und den Grundherren nicht gefördert, weil die Armen damit die Zehentpflicht umgehen konnten. Es waren gebildete Menschen aus der Mittelschicht wie Lehrer und Pfarrer, die den armen Bauern den Wert der Pflanze als Nahrungsmittel vermittelten. In Niederösterreich war es vor allem der »Erdäpfelpfarrer« Johann Eberhard Jungblut, der die Kartoffel aus seiner holländischen Heimat mitbrachte und die Bauern zum Anbau anleitete. Um 1782 behauptete »der Erdapfel [...] sein Recht auf jeden Haustisch«. Die Waldviertler Bauernküche nahm die Kartoffeln intensiv in ihren Speiseplan auf. Auch im Burgenland gibt es viele traditionelle Erdäpfel-Rezepte wie zum Beispiel den »Krumpanstrudel«.

– KARTOFFELN – GEMÜSE MIT VIELEN NAMEN –

Das Wort Kartoffel entstammt dem italienischen Wort *tartufolo*, Trüffel, da sie an die in der Erde heranwachsenden Trüffel erinnerten. In unseren Breiten nannte man sie Grundbirnen, Grumbiern, dann Krumpan und später Erdäpfel. In Frankreich wurden sie zu *pommes de terres* und in England bezeichnete man sie in Anlehnung an die Bataten, die Süßkartoffeln, als *potatoes*.

– INHALTSSTOFFE –

Kartoffeln machen nicht dick: 100 g haben nur 85 Kalorien – im Vergleich dazu haben 100 g Zucker 400 Kalorien. Kartoffeln enthalten rund 20 % Stärke und 2 % Eiweiß von besonders hoher Qualität. Mit nur einer kleinen Portion von 150 g können wir fast den gesamten Bedarf an essenziellen Aminosäuren wie Lysin, Leucin, Valin u.a. decken, außerdem bis zu 35 % des Vitamin-C-Tagesbedarfs, 40 % des Magnesiums und 17 % des Eisens, das wir brauchen. Kartoffeln sind auch reich an B-Vitaminen, darunter die wertvolle Folsäure (Folsäuremangel erhöht das Infarkt-Risiko!) und Pantothensäure, das »Antistress-Vitamin«. Der hohe Kaliumgehalt fördert zudem die Entwässerung. Kartoffeln enthalten darüber hinaus nennenswerte Mengen an Kalzium und Fluorid gegen Karies, außerdem Phosphor, Kupfer, Zink, Kobalt, das viele Enzyme und das Vitamin B12 aktiviert, und auch Jod. Kartoffeln sind somit rundherum eine gesunde Sache.

– ANWENDUNG –

»Schön rötlich die Kartoffeln sind und weiß wie Alabaster, und sind für Mann und Kind ein rechtes Magenpflaster«, so dichtete Matthias Claudius. In der Volksmedizin hatten die Kartoffeln einen hohen Stellenwert. Eine rohe Kartoffel in der Tasche getragen galt als Mittel gegen Rheuma. Auch heute sollte die Kartoffel als Heilmittel nicht ihren Stellenwert verlieren.

Wegen ihres Kaliumgehalts ist sie zur Entwässerung bei Herz- und Nierenerkrankungen besonders zu empfehlen. Wie eine amerikanische Studie zeigte, kann dieser hohe Kaliumgehalt zusammen mit anderen Gemüsen vor Schlaganfall schützen.

Die Ballaststoffe der Kartoffel fördern die Verdauung, ihre Polysaccharide haben im Zusammenspiel mit diesen Ballaststoffen eine vorbeugende Wirkung gegen Darmkrebs.

Dank des Magnesiumgehalts der Knolle können abendliche Kartoffelesser besser schlafen.

Roher Erdäpfelsaft enthält Spuren von Solanin, hat daher eine atropinähnliche Wirkung und hilft bei Magenkrämpfen sowie Verstopfung, die auf verkrampfte Darmschlingen zurückgeht. Die Schleimstoffe wirken reizlindernd auf gereizte Magenschleimhäute und durch die basische Reaktion auch sehr schnell bei Sodbrennen.

Dazu wird 1 Kartoffel geschält, gerieben, dann lässt man den Saft ziehen und seiht ihn ab. Täglich ein kleines Gläschen davon trinken, aber höchstens eine Woche kurmäßig anwenden. Überhaupt sollte bei Sodbrennen täglich ein Kartoffelgericht, am besten Erdäpfelpüree, gegessen werden.

Rohe Erdäpfelscheiben helfen, auf kleine Brandwunden gelegt, Blasen zu verhindern. Bei Insektenstichen wirken sie juckreizstillend und entgiftend.

VERARBEITUNG

- ERDÄPFELWICKEL -

Bei Schnupfen, vor allem mit Befall der Nebenhöhlen, hilft es, gekochte und gestampfte Kartoffeln so heiß wie möglich rund um die Nase aufzulegen und bis zum Auskühlen dort zu belassen. Als Wickel helfen sie auch bei Hals- oder Gelenkschmerzen, da Kartoffeln ihre Wärme sehr lange halten. Nicht im Akutfall, sondern nur bei chronischen Beschwerden anwenden.

- KÜCHENTIPPS -

Grüne Stellen und Keime an Kartoffeln sind giftig und müssen weggeschnitten werden. Pellkartoffeln, also Erdäpfel in der Schale gekocht, sind am gesündesten, da sie den höchsten Vitamin- und Mineralstoffgehalt aufweisen. Schon in Salzkartoffeln werden die meisten Heilstoffe ausgelaugt und mit dem Kochwasser weggeschüttet. Wie schon zu lesen, enthalten 100 g Pellkartoffeln 85 Kalorien, Pommes frites dagegen 270 und Chips sogar 568. Daher kommt der Ruf, dass Kartoffeln dick und träge machen. Es sind aber nicht die Kartoffeln, die dick machen, sondern das Fett, in dem die Pommes und Chips gebraten, gebacken oder frittiert werden. Es gibt allerdings unendlich viele Rezepte, wie man Kartoffeln schmackhaft zubereiten kann, ohne dass sie dick machen. So richtig den Bauch wärmend ist an kalten Tagen zum Beispiel eine Erdäpfelsuppe mit Thymian, Kümmel, Lorbeer und Suppengemüse sowie einer Speckschwarte gekocht. Wärmend wirkt auch ein Erdäpfelstrudel, der mit gerösteten Zwiebeln und etwas fein gehacktem Schinken, dann mit Eiern und Sauerrahm vermengt, gefüllt wird.

PASTINAKE

(Pastinaca sativa)

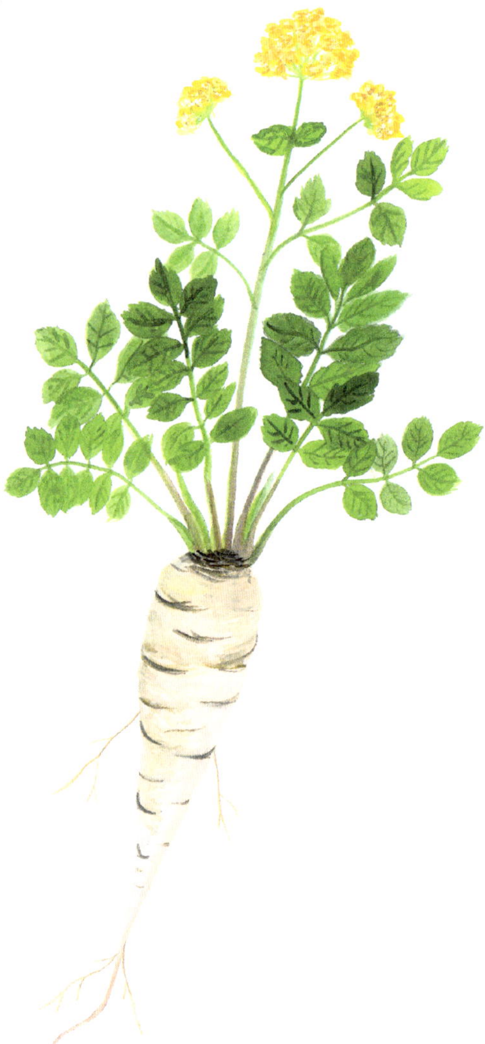

Auf Wiesen und an Wegrändern findet man die wilde Pastinake sehr häufig. Aus den Küchengärten und Supermärkten ist sie leider fast verschwunden. Das war einmal anders. In der Zeit der Ritter und Minnesänger war die Pastinake das bevorzugte Gemüse. Es gab vielfältige Rezepte, so wurde sie etwa mit Mandeln, Kastanien, Rosinen, Muskat und teuren Gewürzen gedünstet.

Auch beim einfachen Volk war die Wurzel als »Speckmöhre« oder »Dickmöhre« einer der wichtigsten Bestandteile der bäuerlichen Suppen und Eintöpfe. Früher wurde eingekochte Pastinake zu einem Sirup verarbeitet, der als Brotaufstrich Verwendung fand. Getrocknete Wurzeln mahlte man zu Mehl und backte daraus Kuchen und Brot. Noch bis ins 18. Jahrhundert war die Pastinake als Wurzelgemüse viel beliebter als die Karotte.

– INHALTSSTOFFE UND ANWENDUNG –

Das leicht verdauliche Wurzelgemüse zählt zu den besten Kaliumquellen unter den pflanzlichen Lebensmitteln. Kalium beeinflusst die Wasserverteilung im Körper und wird für das Säure-Basen-Gleichgewicht, die Reizübertragung auf die Muskeln und die Muskelkontraktion benötigt. Bei Kaliummangel können Herzfunktionsstörungen auftreten. Reichliche Kaliumversorgung wirkt sich auch bei hohem Blutdruck günstig aus. Zudem ist die Pastinake eine gute Zinkquelle und daher wichtig für das Immunsystem, für die Zellteilung, Wundheilung und die Funktion der männlichen Keimdrüsen.

Pastinaken enthalten ätherische Öle, die denen des Kümmels ähnlich sind. Diese lindern Magen- und Darmbeschwerden, regen die Verdauungstätigkeit an und erleichtern die Atmung. Nach neuen Forschungsergebnissen wirkten sie zudem krebsvorbeugend und sollen vor allem dabei helfen, das Brustkrebsrisiko zu verringern.

VERARBEITUNG

– KÜCHENTIPPS –

Beim Schneiden fühlen sich Pastinaken etwas wattig an, sie sind deutlich weniger knackig als Karotten. Das gekochte Gemüse schmeckt angenehm würzig-süßlich und eignet sich als Suppengemüse, für Eintöpfe, aber auch roh geraspelt in Salaten oder gebraten als Chips.

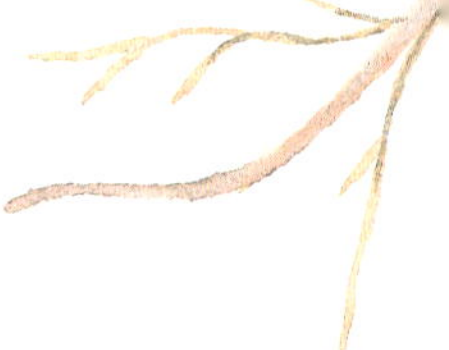

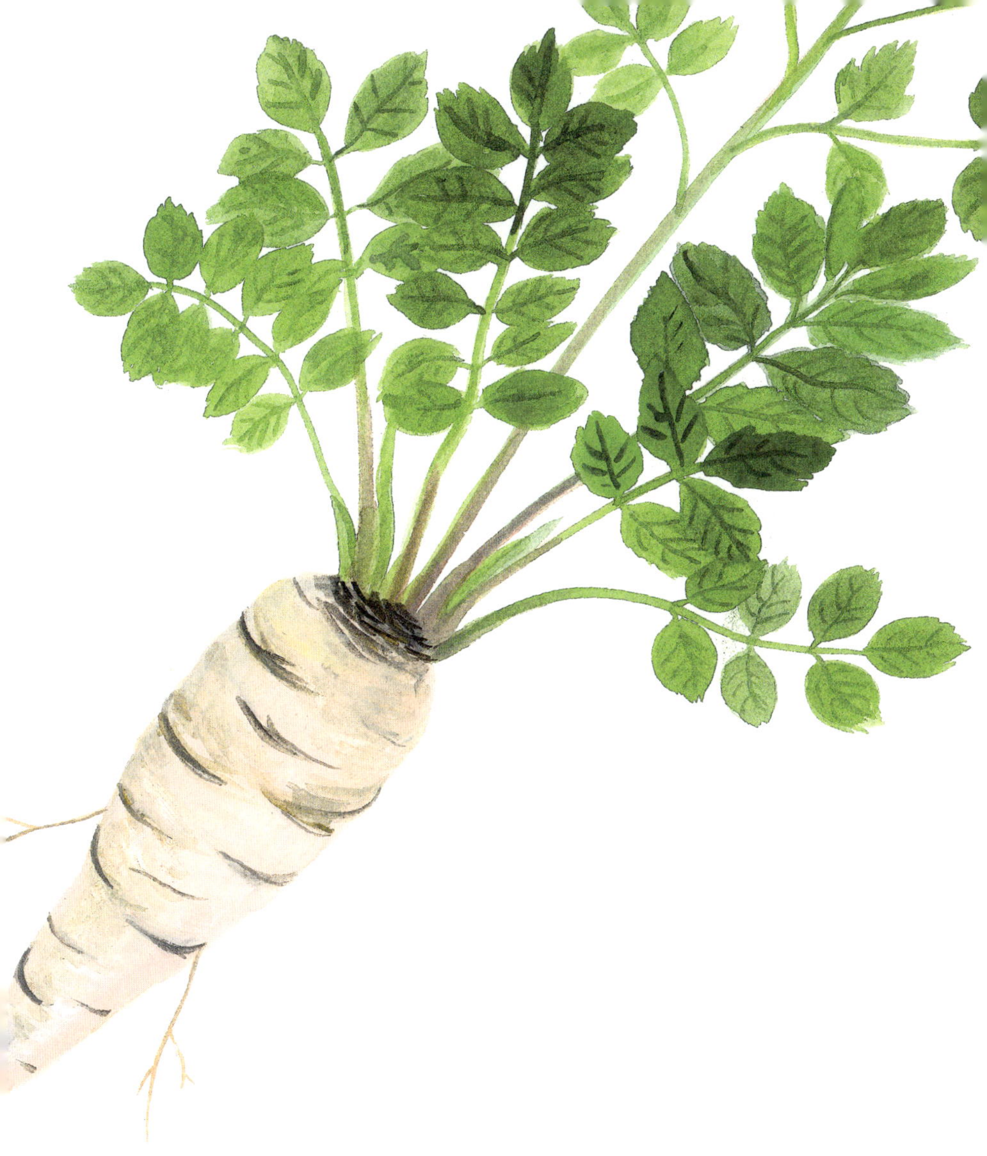

RETTICH

(Raphanus sativus)

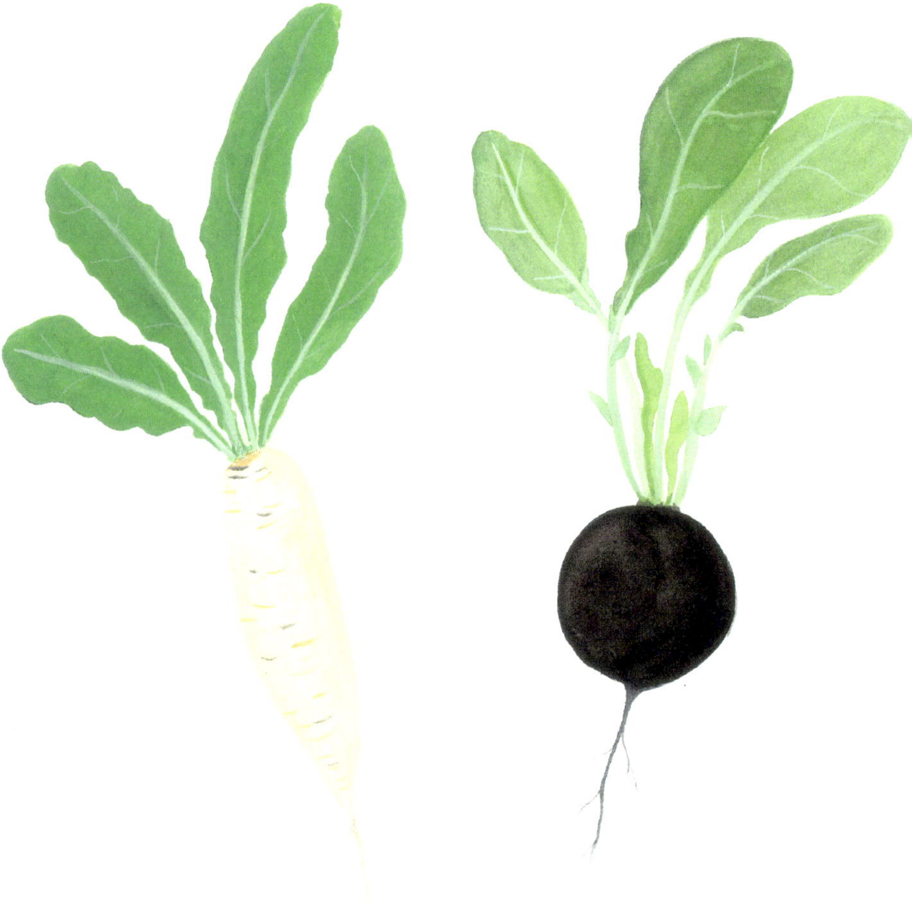

Obwohl der Rettich aus Nordchina stammen soll und dort seit vielen tausend Jahren angebaut wird, ist er inzwischen beinahe ein heimisches Gewächs geworden. Er soll bereits zur täglichen Kost der Fronarbeiter, die an den ägyptischen Pyramiden bauten, gehört haben und auch die alten Griechen kannten schon verschiedene Rettich-Sorten und setzten sie medizinisch ein.

Der Rettich war bei uns über viele Jahrhunderte hinweg Teil der kärglichen Winterkost und half mit seinen Vitaminen dabei, die Menschen auch in der kalten Jahreszeit gesund zu halten. Beliebt war der Rettich, der mit seinem scharfen Geschmack die Kräfte des Marsprinzips repräsentiert, vor allem bei Männern – »um durch die sich sammelnden Gase eine kräftige Erektion zu erzielen«, war etwa die Meinung in Frankreich.

– INHALTSSTOFFE –

Ein normaler Bierrettich deckt den Tagesbedarf eines Erwachsenen an Vitamin C, liefert antioxidative Carotinoide, einige B-Vitamine, reichlich Kalium, Natrium, Magnesium, Kalzium und Eisen, vor allem aber ein schwefelhaltiges Öl, das Raphanol, sowie weitere Senfölglykoside und Bitterstoffe. Die Senföle wirken antibakteriell, daher die traditionelle Anwendung von Rettichsaft mit Honig gegen Husten.

– ANWENDUNG –

Hustensaft: Einen Rettich (in diesem Fall am besten einen schwarzen Rettich) aushöhlen, unten ein Loch reinschneiden, die Höhlung mit Honig füllen und den Saft in ein Gefäß tropfen lassen.

Dieser Saft hilft bei akutem, aber auch bei chronischem Husten mit zähem Schleim beim Abhusten. Pfarrer Kneipp war diesbezüglich davon überzeugt, »dass Lungenkrankheiten durch Rettichsaft geheilt werden können, solange die Lunge noch keine Löcher hat«.

– RETTICH ALS GALLENMITTEL –

Rettichsaft regt durch die Senföle die Gallenflüssigkeitsbildung an und wirkt Gallenstein-Grießbildung entgegen. In der Volksmedizin wurde der Rettich kurmäßig eingesetzt, besonders bei Darm- und Gallenleiden, wenn diese mit Verstopfung einhergingen. Heute wissen wir über den genauen Wirkungsmechanismus Bescheid – die heilende Wirkung kommt durch eine Anregung der Dünndarmmuskulatur zustande. Dadurch entsteht eine Sogwirkung auf die Gallengänge, die somit passiv gereinigt werden. In der Folge kommt es zu einer Entlastung der bei chronischen Gallenwegserkrankungen gestauten Leber. Eine Rettichsaft-Kur kann also die Gallengänge reinigen. Die ätherischen Öle regenerieren die Darmschleimhäute, fördern den Stuhlgang und regulieren den Cholesterinspiegel. Gesamtdauer der Kur: 6 Wochen. Der Saft sollte auf nüchternen Magen eingenommen werden. 1/8 Liter Saft (bekommt man in Apotheken und Drogerien) wird, auf 3–5 Einzeldosen zu je 1 EL verteilt, geschluckt. Bei Problemen mit der Magenschleimhaut hilft es, wenn der Saft vorher einige Stunden in den Kühlschrank gestellt wurde.

– RETTICH FÜR MANAGER –

Es gibt auch die These, dass Leute, die viel Stress und Ärger im Beruf haben, reichlich Rettich essen sollten. Da er den Gallenfluss fördert, spült er sozusagen den Ärger förmlich weg und man muss nicht »Gift und Galle spucken«. Außerdem sollen die Inhaltsstoffe des Rettichs eine wahre Krebsprophylaxe darstellen.

– RETTICH – GENUSSVOLLE MEDIZIN –

Rettich, ob weiß oder schwarz, sollte roh, als Salat in den Speiseplan eingebaut werden. Besonders gut schmeckt so ein Salat mit Äpfeln oder mit zarten Radieschen gemischt. Nicht zu vergessen – in Stifte geschnittener Rettich gehört roh oder auch eingelegt, in die neuerdings so beliebten Maki-Sushi, die japanischen Algenröllchen mit Klebreis (*su shi* heißt übrigens im Chinesischen »Nahrungsmittelstagnation«).

Aus Korea stammt ein herrliches Winterrezept für Rettich, der Sesamrettich: Winterrettich gründlich reinigen und mit der Schale in Scheiben schneiden, über Dampf knackig garen. Dann die Scheiben zart in Mehl und einer Mischung aus verquirltem Ei, geriebenem Ingwer und Sesamsamen wenden und anschließend zart anbraten. Mit Reis und einer süßsauren Sauce servieren.

ROTE RÜBE

(Beta vulgaris)

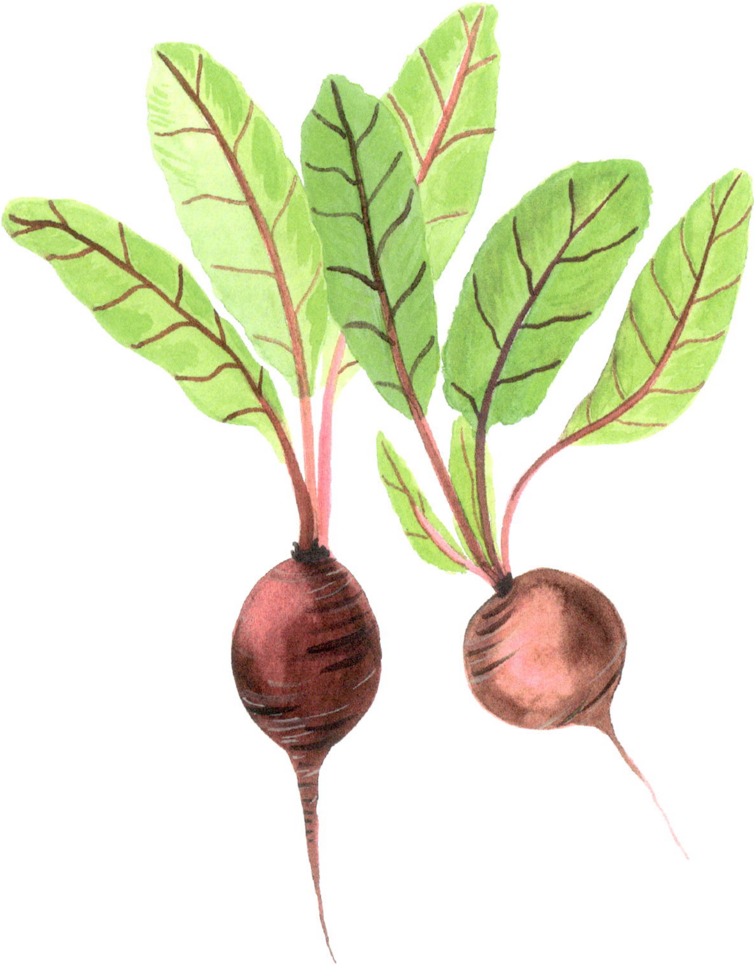

Wahre Wunder soll sie vollbringen, wenn man der Volksmedizin glauben will: Krebspatienten sollen durch das literweise Trinken von Rote-Rüben-Saft wieder gesund geworden sein und auch Leukämie soll man damit heilen können. Der Vorarlberger Rudolf Breuss, der zwar Elektrotechniker war, aber in erster Linie als Naturheilkundiger arbeitete, entwickelte eine »42 Tage Saft-Fasten-Kur«, mit der Krebs »ausgehungert« werden sollte. Ein wichtiger Bestandteil dieser Säfte-Zusammensetzung waren die Roten Rüben.

Auch der ungarische Arzt Dr. Ferencsi, der den Farbstoff der Roten Rübe schon in den 70er-Jahren wissenschaftlich erforschte, meinte, dass man damit Krebs behandeln könnte. Die Schulmedizin weist alle Hinweise auf eine heilende Wirkung der Roten Rüben bei Krebserkrankungen weit von sich. Allerdings haben weltweite Studien gezeigt, dass vor allem den Farbstoffen der Roten Rüben eine starke antioxidative Wirkung zugesprochen werden kann, weshalb man die Roten Rüben zumindest als »Krebsschutzstoffe« betrachten kann. Sie zählen damit zu den Gemüsearten, die man regelmäßig und reichlich essen sollte, um der Bildung von Tumoren vorzubeugen.

– DIE GESCHICHTE DER ROTEN RÜBE –

Die Rote Rübe ist so wie Spinat, Mangold oder Melde ein Gänsefußgewächs. Diese gedeihen bestens auf salzhaltigen Böden. Die *Beta vulgaris*, die Stammform der Runkelrüben, wächst noch immer in den Küstengebieten vom Mittelmeer bis zur Nordsee. Die Römer kultivierten Beta – daher die Bezeichnung Rote Bete – als erste und im Mittelalter kam die Pflanze durch die Benediktiner zu uns – erst in die Kloster- und später dann auch in die Bauerngärten.

– WAS IST DRIN IN DER ROTEN RÜBE? –

Rote Rüben bestehen zwar zu 87 bis 92 % aus Wasser, doch enthalten sie reichlich Kohlenhydrate, vor allem Saccharose, sprich Zucker, was ihren typischen süßen Geschmack ausmacht. Eiweiß enthalten sie zwar wenig, dafür ist es aber aus den besonders wertvollen Aminosäuren Asparagin, Glutamin und Betain zusammengesetzt. Beeindruckend ist der Mineralstoffreichtum: Calcium, Phosphor, Kalium, Magnesium, Natrium, Eisen und Kupfer für die Blutbildung, Jod, Bor, stimmungsaufhellendes Lithium (im roten Farbstoff ist außerdem ebenfalls Lithium enthalten – ein Stoff, der notwendig ist, um Depressionen zu verhindern), Strontium, Chlor und auch Spuren der seltenen Metalle Rubidium und Molybdän. Durch den hohen Mineralstoffgehalt sind Rote Rüben basenüberschüssig und helfen somit dabei, das Säure-Basen-Gleichgewicht im Körper aufrechtzuerhalten. Eine besondere Bedeutung für die Gesundheitswirkung der Roten Rübe kommt dem Farbstoff Betanin, einem Anthocyan, den Flavonen und dem Cholin zu.

Vitaminreich sind sie auch, vor allem enthalten sie reichlich Folsäure, jene Vitaminsubstanz, die dazu beiträgt, dass sich die embryonale Wirbelsäule richtig entwickelt und es nicht zur *Spina bifida*, der Wirbelsäulenspaltung, kommt. Werdende Mütter sollten daher vor allem in den ersten Monaten der Schwangerschaft oft Rote Rüben essen.

– DIE HEILKRAFT DER ROTEN RÜBE –

Dem enthaltenen Betain (nicht zu verwechseln mit dem Betanin) wird eine leberschützende Wirkung zugesprochen. Abgeleitet wird dieser Begriff von der *Beta vulgaris*, der Stammform der Rübe, in der dieser Eiweißstoff als erstes entdeckt wurde. Der etwas komplizierte Wirkmechanismus lässt sich folgendermaßen beschreiben: Das Betain sorgt für den Aufbau der Aminosäure Methionin und diese leitet die laufende Entgiftung der Leber ein. In Zeiten ständiger Schadstoffbelastungen kann das nur nützlich wirken. Gemeinsam mit dem Cholin hilft das Betain bei dessen wichtiger Arbeit, nämlich dem Abbau von störendem Fett in der Leber. Üppiges Essen und häufiger Alkoholgenuss können zu Fetteinlagerungen und in der Folge zu bindegewebsartigen Veränderungen der Lebersubstanz führen. Außerdem macht das Cholin – ein Bestandteil des Cholesterins – die Blutfette flüssiger und verhindert damit deren Anlagerung an die Gefäßwände. Also: Ob Martinigansl oder Weihnachtsbraten – der Genuss von Roten Rüben kann dabei helfen, Folgeschäden zu vermeiden! Die Flavone, vor allem Rutin und Betanidin, festigen die Gefäßwände und die Widerstandsfähigkeit der Kapillaren. Gleichzeitig schützen sie durch ihre antioxidative Wirkung Zellen vor dem Angriff von Sauerstoff-Radikalen und verbessern die Zellatmung. Damit können sie möglicherweise auch die Entstehung von Krebs verhindern.

Das Betanin ist der Farbstoff, der aus den Rüben die spezifischen Roten Rüben macht. Chemisch zählt er zu den Anthocyanen, die auch in Heidelbeeren oder der Blutwurz enthalten sind und die eine bakteriostatische, also bakterienwachstumshemmende Wirkung haben. Gemeinsam mit den anderen Wirkstoffen der Roten Rübe stärkt das Betanin das Immunsystem. Rote Rüben sind somit ein perfektes Wintergemüse!

VERARBEITUNG

– ROTE RÜBEN IN DER KÜCHE –

Im Herbst und im Winter sollten Rote Rüben regelmäßig auf dem Speiseplan stehen. Gekocht und mit Kren und Kümmel als Salat zubereitet, kennt sie wohl jeder. Roh geraspelt und mit Äpfeln und Orangen in einer Marinade angemacht, sind sie eine wunderbare Vorspeise. Im traditionellen Wiener Heringssalat dürfen sie genauso wenig fehlen wie in polnischen und russischen Fischsalaten. Eingesäuert sind sie in diesen beiden Küchentraditionen natürlich auch ein Muss für Borschtsch, die Suppe, die dort sehr häufig gegessen wird. Auch ungesäuert kann man aus Roten Rüben vorzügliche Suppen machen, die sich aufgrund ihrer gesundheitsfördernden Wirkung auf die Leber und den Cholesterinspiegel ideal als Vorspeise für die schweren Gerichte zu Martini oder Weihnachten eignen.

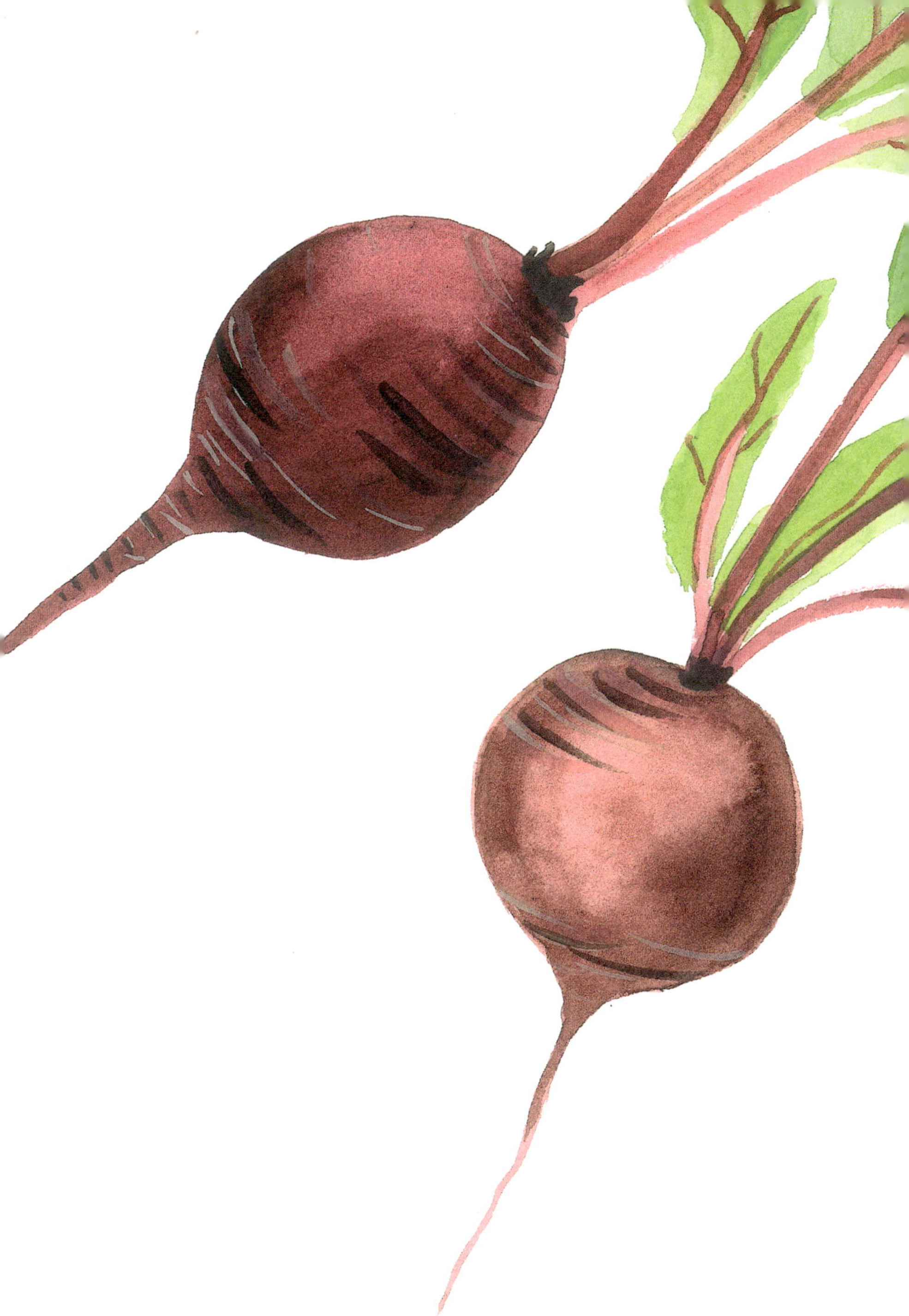

SCHWARZ-WURZEL

(Scorzonera hispanica)

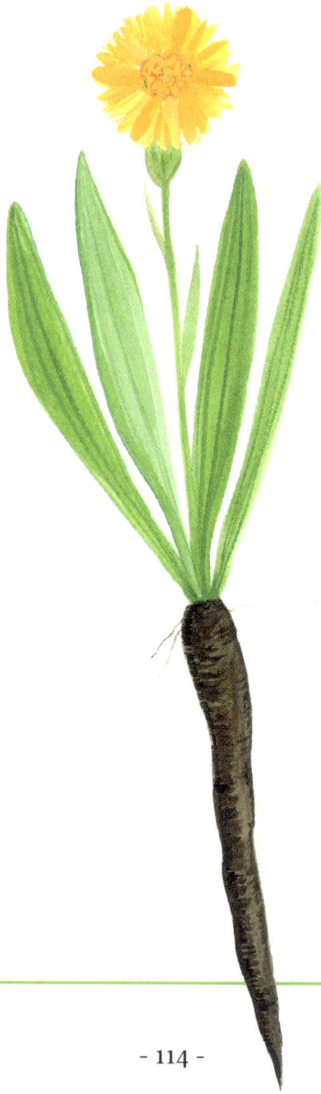

Frischer Spargel steht im Winter nicht zur Verfügung, es gibt aber ein Wintergemüse, das ebenso delikat schmeckt und ab dem Spätherbst frisch geerntet in den Handel kommt: die Schwarzwurzel. Leider ist das Entfernen der schwarzen Schale etwas zeitaufwendig, daher kennen die meisten Menschen die Schwarzwurzel nur aus der Dose oder im Glas eingelegt.

– *SCORZONERA* – DIE SCHWARZE RINDE –

Der botanische Name der Schwarzwurzel ist *Scorzonera hispanica*, ital. *scorza*, die Rinde, und *nero*, schwarz, beschreibt uns dieses Gemüse ebenso wie ihr deutscher Name Schwarzwurzel. Schwarz bzw. dunkelbraun ist allerdings nur die borkige Rinde, innen ist die Wurzel ganz weiß. Als »Schwarzwurz« wird in manchen Regionen allerdings auch eine Heilpflanze bezeichnet, der Beinwell, der in seiner Wurzel wundheilendes Allantoin enthält, aber nicht als Gemüse verwendet werden kann.

Als Gemüse hat die Schwarzwurzel eine relativ kurze Tradition. Vermutlich wurde ihre Kulturform aus Spanien eingeführt, worauf ihr Artname *hispanica* deutet.

Der Ursprung der vollständig winterharten Pflanze wird jedenfalls in Südeuropa oder Nordafrika vermutet. Nach und nach verbreitete sich der Tiefwurzler auch in Mitteleuropa. Gessner berichtet schon im 16. Jahrhundert, dass er sie in seinen Gärten kultivierte.

Die Schwarzwurzel ist ein Korbblütler mit hübschen gelben Blüten, die ganz ähnlich denen des Wiesen-Bocksbartes (*Tragopogon pratensis*) sind, der auf heimischen Wiesen wild wachsend vorkommt und von dem sowohl die Wurzel als auch die jungen Triebe als Wildgemüse verwendet werden können. Die Haferwurzel (*Tragopogon porrifolius*) ist eine andere verwandte Pflanze, deren Wurzel ebenfalls als Gemüse verwendet wird. Deren alternativer Name »Weißwurzel« zeigt schon, dass sie keine schwarze Rinde hat. Angeblich erinnert der Geschmack der Wurzel an Austern. Die Haferwurzel könnte genauso wie die Schwarzwurzel in unseren Gärten kultiviert werden, ist aber hierzulande – im Unterschied zu England – kaum bekannt.

– SCHWARZWURZEL GEGEN PEST UND SCHLANGENBISS –

Die Schwarzwurzel wurde früher auch als Heilmittel verwendet. Der italienische Kräuterarzt Matthiolus beschrieb sie im 16. Jahrhundert als zarte Wurzel mit lieblichem Geschmack und als Heilmittel gegen Pest und Gift. Der botanische Name *Scorzonera* könnte auch von span. *escorzonera*, was so viel bedeutet wie »schwarze giftige Viper«, abgeleitet sein. Als kultiviertes Gemüse wird sie erstmals 1690 in der Schweiz erwähnt, und zwar insofern, dass sie »mit Salz, Butter und Gewürzen eine treffliche Nahrung für Geblüt und Leber sei«. König Ludwig XIV., der Sonnenkönig, der häufig an Verdauungsproblemen litt, ließ die Schwarzwurzel in großen Mengen anbauen, da er davon überzeugt war, dass das Gemüse einen durch üppige Tafelfreuden verdorbenen Magen kurieren könnte.

– HEILKRÄFTIGE SCHWARZWURZEL –

Das Gemüse ist kalorienarm, aber reich an Ballaststoffen und somit darmmobilisierend. Neben den Vitaminen A und B1-B3 ist vor allem der hohe Vitamin-E-Gehalt, der sonst nur in Getreidekeimölen zu finden ist, bemerkenswert. Außerdem ist die Schwarzwurzel reich an Mineralstoffen: Kalium (wirkt entwässernd, gut für Herz und

Gefäße), Magnesium (für Nerven und Herz), Kalzium, Phosphor, reichlich Eisen und Spurenelementen wie Kupfer und Mangan für die Gehirnarbeit. Die Kohlenhydrate in der Schwarzwurzel sind nicht in Form von Stärke und Zucker gespeichert, sondern, wie bei Korbblütlern üblich, als Inulin und Mannit. Damit ist die Schwarzwurzel ein treffliches Gemüse für Diabetiker. Sie enthält einen milchigen Saft, was man bereits beim Schälen merkt. In diesem findet sich Allantoin, der wundheilende Stoff, der auch im botanisch nicht verwandten Beinwell enthalten ist. Darauf ist wohl die magenschonende Wirkung der Schwarzwurzel zurückzuführen.

– SCHWARZWURZEL GEGEN STRESS UND FÜR DIE GEHIRNLEISTUNG –

Im Milchsaft stecken aber auch Bitterstoffe, die aus den Schwarzwurzeln ein optimales Gemüse für Menschen mit beruflichem Stress machen. Abends gegessen, bringen sie Entspannung und guten Schlaf. Gleichzeitig unterstützt die Schwarzwurzel die Gehirntätigkeit. Wer sie regelmäßig in den Speiseplan einbaut, kann sich besser konzentrieren und Vergesslichkeit bekämpfen.

– SCHWARZWURZELN – RUNDUM GESUND –

Regelmäßiger Genuss dieses Gemüses, vor allem im Winter, ist sehr zu empfehlen. Die Schwarzwurzel fördert die Entgiftung der Leber und bremst die Aufnahme von Umweltgiften in den Organismus. Gichtkranke sollten das Gemüse essen, da es hilft, die Harnsäure auszuscheiden und dank der Spurenelemente wirkt sie vorbeugend gegen Osteoporose.

VERARBEITUNG

– KÜCHENTIPPS –

Auch wenn das Verarbeiten der Schwarzwurzel aufwendig ist, der Geschmack lohnt es. Das Schälen der Schwarzwurzel verursacht klebrige, schmutzige Hände. Am besten trägt man Gummihandschuhe, da der Milchsaft die Hände verfärbt. Anschließend sofort in Zitronen- oder Essigwasser legen, damit die Wurzel schön weiß bleibt und dann kochen. Einfacher ist es, die ganzen Wurzeln gut zu waschen und sie ungeschält in das Kochwasser zu geben. 15 bis 20 Minuten kochen, etwas abkühlen lassen, erst dann schälen und in Zitronenwasser legen.

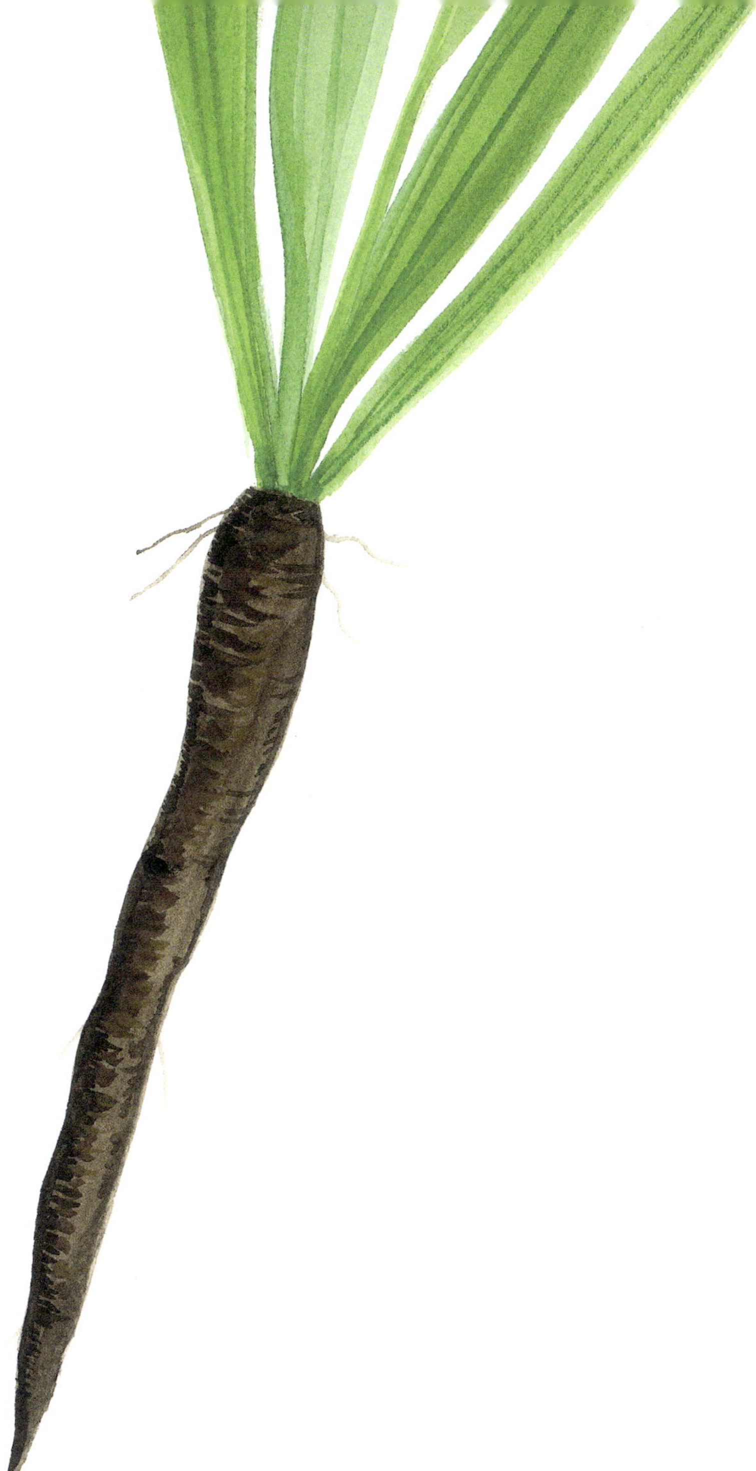

TOPINAMBUR

(Helianthus tuberosus)

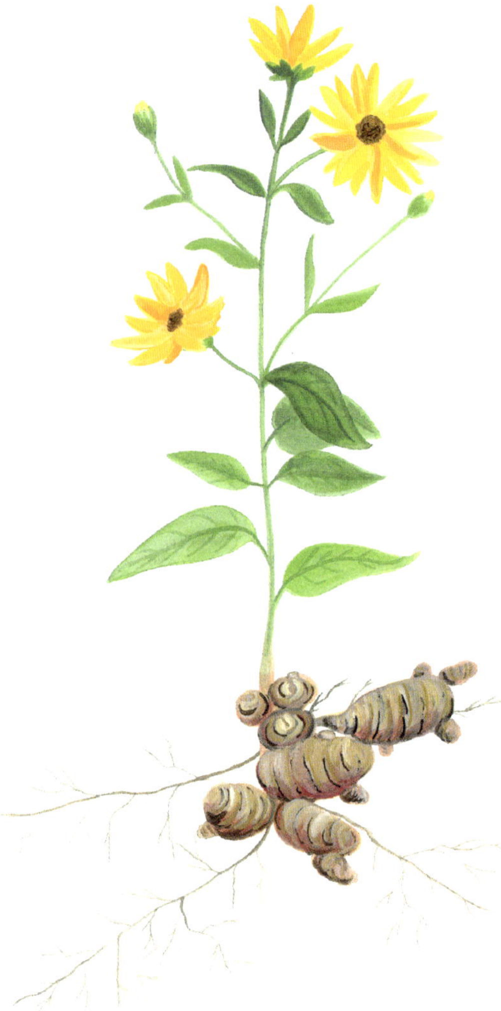

Erdbirne oder Jerusalem-Artischocke wird diese Sonnenblume aus Amerika auch genannt. Sehr lange kennt man sie bei uns noch nicht. »Entdeckt« wurde sie primär von indianischen Jägern, die die Knollen auf Waldlichtungen setzten.

Sie hat auch schon Einzug in unsere Gärten gehalten, wird aber zum Teil verflucht, weil die Pflanze nicht mehr auszurotten ist. Anstatt sich über die oder den (beide Artikel sind sprachwissenschaftlich möglich) Topinambur zu ärgern, sollte man sie in einer Ecke des Gartens verwildern lassen, sich an den nach Schokolade duftenden und wie kleine Sonnenblumen aussehenden Blüten freuen und gerade so viel ernten, dass kein Topinambur-»Dschungel« im Garten entstehen kann.

– TOPINAMBUR – EINE INDIANISCHE PFLANZE –

Die Knolle wurde auch von den Prärie-Indianern als Nahrungsmittel genutzt, aber nicht sehr geschätzt, da die körperlichen Winde, die die Topinambur verursachen kann, das Leben im Tipi nicht angenehm machten. Die Waldland-Indianer kultivierten die Topinambur dagegen intensiver. Der Franzose Samuel de Champlain brachte sie schließlich aus Kanada mit nach Europa und beschrieb sie als »dick wie eine Faust, von Artischockengeschmack und unglaublich fruchtbar«. Erst in den letzten Jahrzehnten ist die Topinambur wieder bekannter geworden, allerdings wissen die meisten Menschen nicht so genau, was man alles damit anfangen kann.

– INHALTSSTOFFE –

Die Topinambur enthält 15–20 % Kohlenhydrate, die aber nur zum Teil aus Stärke bestehen. Ca. 16 % sind Inulin, ein langkettiger Zuckerstoff, der nicht verdaut werden kann, weil das dazu nötige Enzym (Inulose) fehlt. Es wird daher im Dünndarm nicht resorbiert und wirkt deshalb nicht auf den Blutzuckerspiegel. Stattdessen wird es im Enddarm von Bakterien zu kurzkettigen Fettsäuren abgebaut, was durch die dabei entstehenden Gase zu Flatulenzen führen kann. Allerdings dient Inulin den nützlichen Bakterien im Darm als Nahrung und der Genuss von Topinambur kann so zu einer Verbesserung der Darmflora führen. Die Knolle wird auf Grund des hohen Inulin-Gehaltes Diabetikern als Alternative zu Kartoffeln empfohlen.

Topinambur wird auch als »Geschenk des Himmels«, als appetithemmendes Mittel ohne Nebenwirkungen angepriesen. Erklärt wird dies folgendermaßen: Durch Inulin wird der Sättigungsfaktor Leptin frühzeitig ausgeschüttet, sodass der Betroffene weniger Nahrung zu sich nimmt und durch die Umgehung der Insulinausschüttung und der daraus folgenden Unterzuckerung weniger zu Heißhungerattacken und Fressanfällen neigt.

Gesund ist die Topinambur allemal. Die ca. 3 % Eiweiß liefern konzentriert alle essenziellen Aminosäuren. Was die Mineralstoffe anbelangt, übertrifft die Topinambur-Knolle die Kartoffel. Sie enthält viel Kalzium, Kalium (ist daher auch leicht entwässernd), Eisen, Kieselsäure fürs Bindegewebe, Magnesium und Zink. Dazu kommen die Vitamine B1, B2, B6, Niacin, Betacarotine, Vitamin C und D. Außerdem enthält die Topinambur, ähnlich wie die Rote Rübe, Cholin und Betain und hilft daher auch dabei, die Leber zu stärken.

VERARBEITUNG

- TOPINAMBUR KULINARISCH -

Für Kartoffelfreunde ist der Geschmack der Topinambur gewöhnungsbedürftig. Roh schmeckt sie knackig und etwas nussig, gekocht ähnlich wie die Schwarzwurzel, manche sagen auch wie die Artischocke, meist aber eher fad.

- TOPINAMBUR-CREMESUPPE -

500 gTopinambur schälen, würfeln, in Wasser kochen, mit 3/4 Liter Gemüsesuppe auffüllen, mit dem Mixstab passieren und mit Maisstärke binden. 150 ml Schlagobers dazugeben und nun das Wichtigste: mit etwas Sherry und Cognac verfeinern.

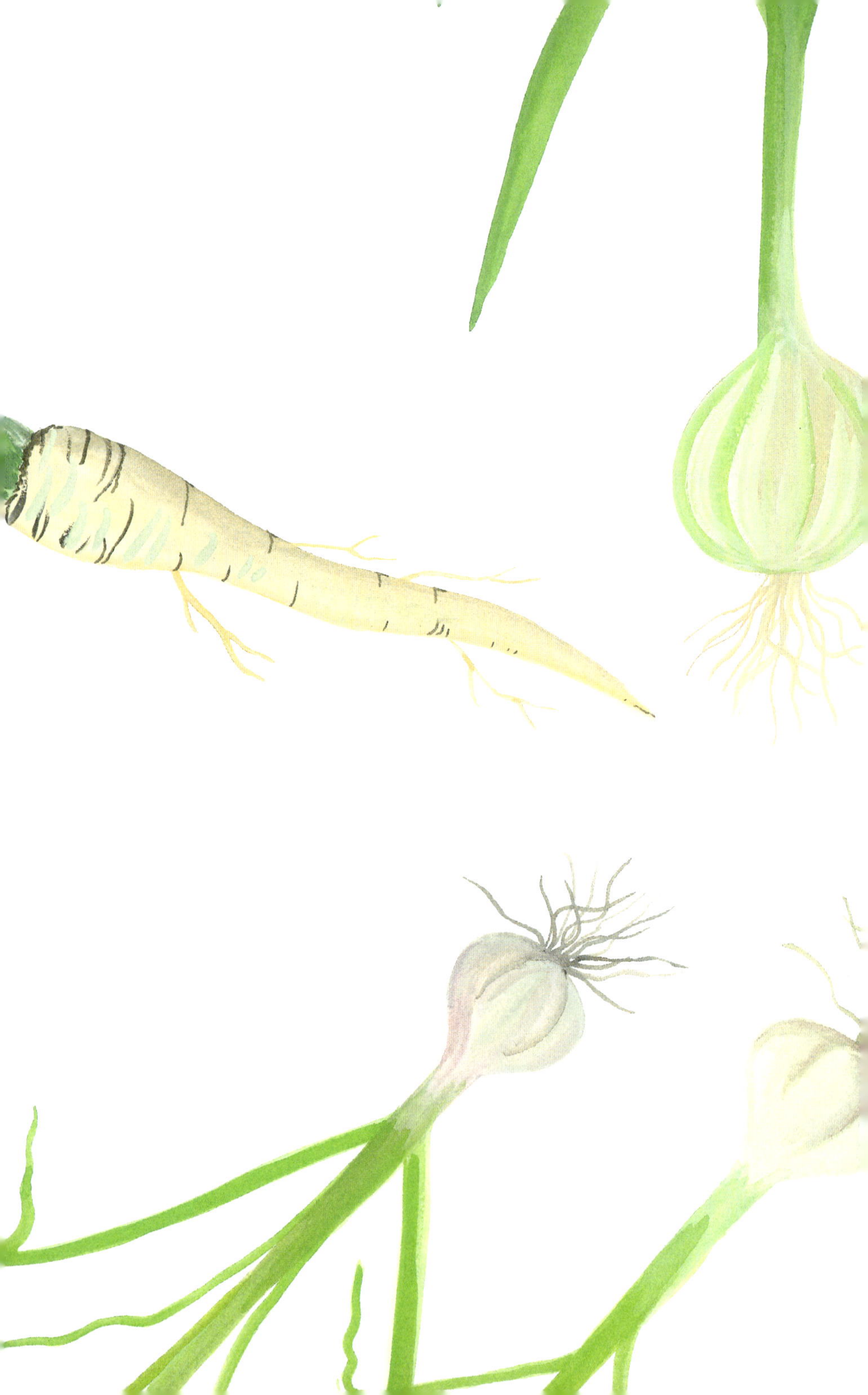

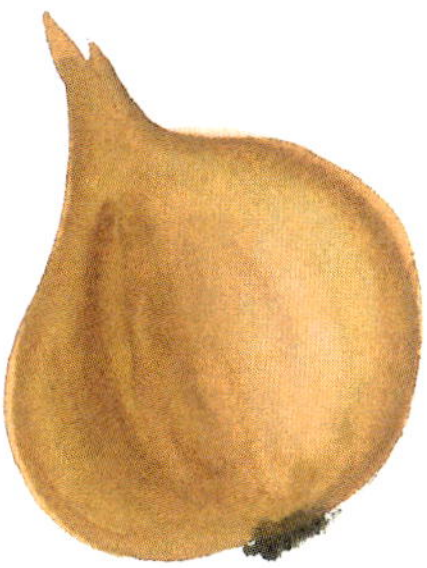

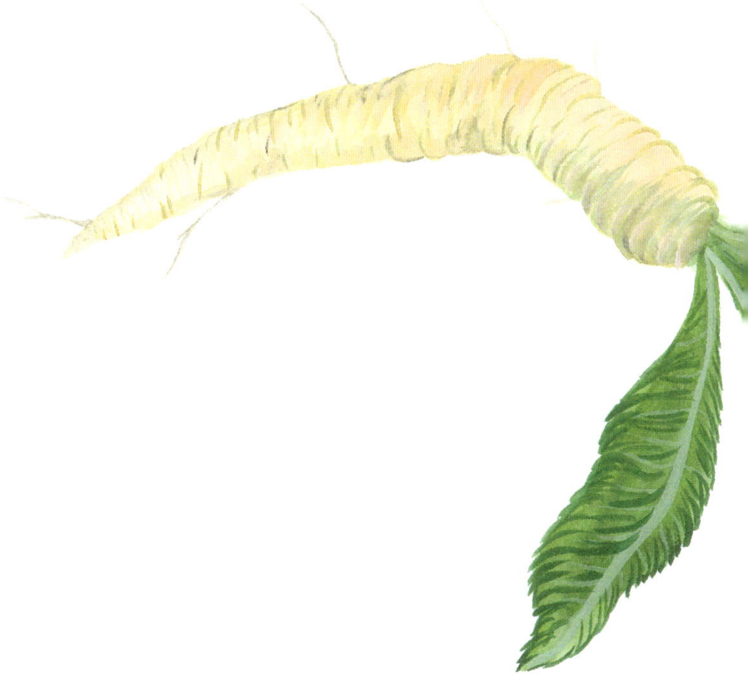

WÜRZIGE WURZELN

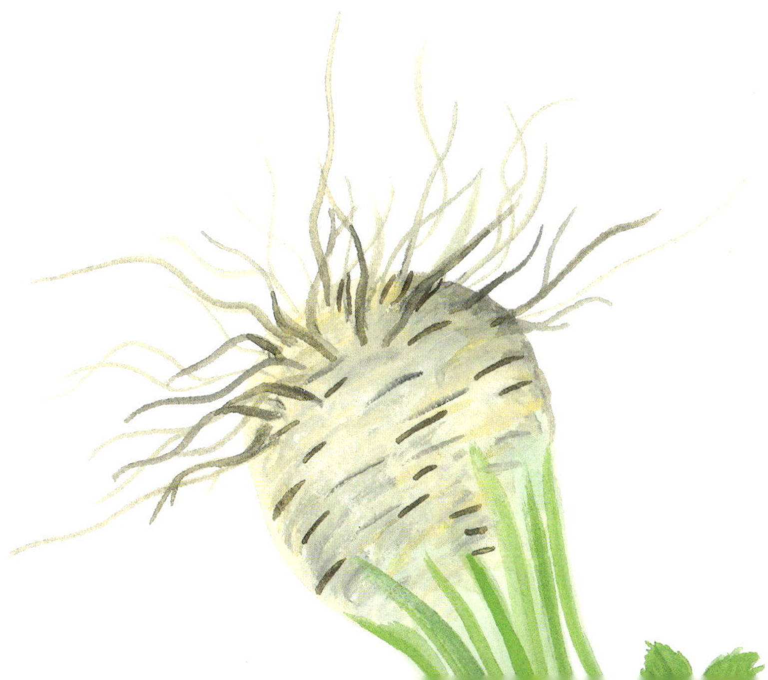

KNOBLAUCH

(Allium sativum)

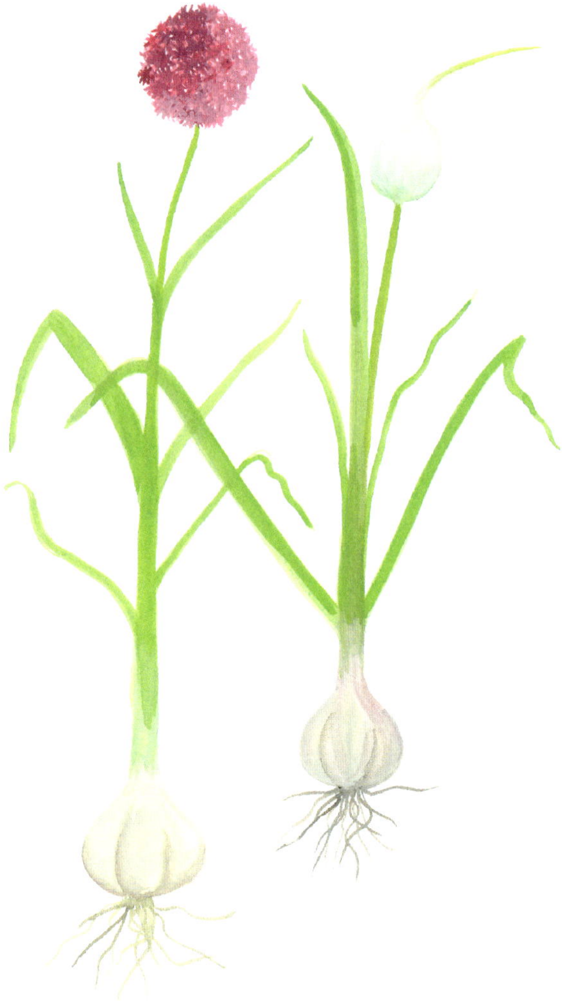

Knoblauch ist weltweit eines der beliebtesten Gewürze, in Europa wird er allerdings nicht überall gleich gerne verwendet. Vor allem Nordeuropäer schrecken vor dem Knoblauchgeruch zurück, südeuropäische Köche verwenden dagegen sehr viel Knoblauch. Österreich liegt zum Glück in der Mitte, aber auch bei uns scheiden sich die Geister am würzigen Duft des Knoblauchs.

– ANWENDUNG –

Als Heilmittel wird Knoblauch ebenfalls seit ewigen Zeiten geschätzt. Neuerdings wird er intensiv geprüft und seine heilende Wirkung ist zunehmend auch wissenschaftlich anerkannt.

Er wirkt gefäßerweiternd bis in die peripheren Gefäße, also vor allem in in den Armen und Beinen, bis in die Fingerspitzen und Zehen. Deshalb wird Knoblauch auch bei Gefäßerkrankungen wie bei der sogenannten »Schaufensterkrankheit«, einer durch Verengung der Wadengefäße verursachten Neigung zu Krämpfen in der Wadenmuskulatur, empfohlen. Auch bei Diabetes und Erkrankungen der Herzkranzgefäße hilft Knoblauch. Er ist zudem gut für das Gehirn und unterstützt das Gedächtnis bis ins hohe Alter.

Dazu kommt die positive Wirkung auf den Cholesterinspiegel. Knoblauch hebt das HDL und senkt das »negative« LDL sowie die Triglyceride. Das wirkt sich insgesamt sehr positiv auf die Gefäße aus und kann dabei helfen, Arteriosklerose und Herzinfarkten vorzubeugen. Außerdem wirkt er im Darmbereich pilzhemmend und positiv auf die Arbeit der Dickdarmbakterien. Knoblauch unterstützt außerdem dabei, Schwermetalle wie Blei und Quecksilber auszuleiten und hat insgesamt eine stark anregende Wirkung auf die Zellbildung.

Grundsätzlich wird zur Anwendung als Heilmittel die Einnahme der frischen Knoblauchzehen empfohlen. Ca. 4 g pro Tag werden in der Medizin als mittlere Tagesdosis genannt. Die heilbringende Wirkung wird im Wesentlichen auf die schwefelhaltigen Inhaltsstoffe zurückgeführt.

Signaturmäßig ist der Knoblauch aufgrund seiner Schärfe dem Mars zuzuordnen, was sich in seiner vitalisierenden Wirkung auf die Gefäße und den Kreislauf zeigt. Das einzige Problem, das bei der Anwendung von Knoblauch für viele Menschen auftritt, ist der intensive Geruch – mit Nachwirkungen – und die Schärfe, die Menschen mit empfindlicher Magenschleimhaut Probleme bereiten kann.

Dies macht es oft unmöglich, Knoblauch in seiner wirkungsvollsten Form, nämlich frisch und roh, anzuwenden. Die Pharmaindustrie bietet eine große Palette an Fertigprodukten an, bei der sich aufgrund der Instabilität des Hauptwirkstoffes Allicin die Frage stellt, ob tatsächlich eine ausreichende Wirkung erreicht wird. Eine Alternative dazu ist eine Tinktur, die zwar das Geruchsproblem nicht unterbindet, aber sehr wirkungsvoll ist. Zusätzlich kann es helfen, nach dem Genuss der Tropfen ein Blatt Petersilie zu kauen, da das Chlorophyll geruchsausleitend wirkt.

VERARBEITUNG

– FRISCHPFLANZENTINKTUR (NACH PROF. VOLKER FINTELMANN) –

50 g frische, geschälte Knoblauchzehen mit 100 ml 40%-Alkohol übergießen und 2 Wochen ziehen lassen. Dann die Knoblauchzehen zerquetschen, den Brei in einen Papierfilter füllen, den Alkohol darüber gießen, durchrinnen lassen und dann abfüllen. Als Dosis je nach Krankheitsfall entweder 3 × 5 Tropfen täglich oder jeweils 20 Tropfen.

KNOLLEN-SELLERIE

(Apium graveolens var. rapaceum)

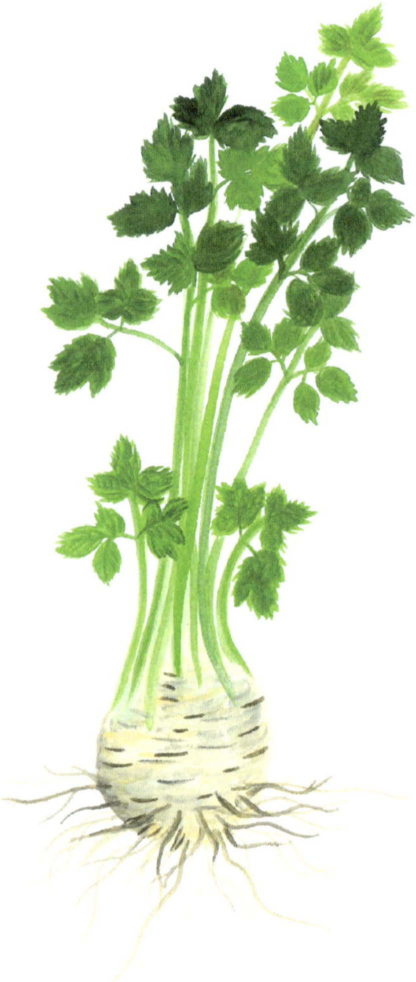

Homer, der erste Dichter des Abendlandes, hat den Sellerie in seiner *Odyssee* als Lieblingsgemüse der Zauberin Kalypso besungen. Seit dieser Zeit haftet der Knolle der Ruf eines Aphrodisiakums an, obwohl diese Wirkung niemals nachgewiesen werden konnte. Noch immer genießt Sellerie den Ruf, ein »Männergemüse« zu sein.

Viele bedeutende Männer der Geschichte waren von seiner potenzstärkenden Wirkung überzeugt. Lope de Vega, zeitlebens bekanntlich in viele Liebesaffären verwickelt, behauptete sogar, die Sellerieknolle könne »hoffnungslos Verstockte« wieder liebestoll machen. Vom eisernen Kanzler Bismarck wird erzählt, dass er sich bei Banketten stets um eine doppelte Portion Selleriesalat bemühte.

– INHALTSSTOFFE –

Bezüglich der Inhaltsstoffe unterscheidet sich Sellerie nicht so sehr von anderen Wurzelgemüsen. Aufgrund des hohen Kalziumgehaltes ist es empfehlenswert, Selleriegemüse vorbeugend gegen Osteoporose zu essen. Ätherische Öle, die dem Sellerie seinen typischen Duft und Geschmack verleihen, sind verantwortlich für die harntreibende Wirkung, hinzu kommen die anregenden Bitterstoffe. Der typische Duft ist übrigens auf Butylphthalide zurückzuführen, hormonähnliche Substanzen, die den Sexuallockstoffen ähneln, wie sie etwa im Achselschweiß vorhanden sind. An sich sollten solche Duftstoffe dabei helfen, das andere Geschlecht anzulocken, aber vermutlich sind sie auch für die anderen Qualitäten, die man dem Sellerie zuspricht, verantwortlich. Es wurde zudem ein Stoff namens Psoralen darin entdeckt, der eine antivirale Wirkung aufweist.

– SELLERIE ZUM ENTSCHLACKEN –

Sellerie ist nicht nur harntreibend, auch der Gallenfluss und die Verdauung werden durch ihn angeregt. Man kann ihn daher für alle Leiden empfehlen, bei denen der Stoffwechsel mobilisiert werden soll, etwa bei Fettsucht, Rheuma, Gicht oder Verstopfung. Seine positive Beeinflussung gegen Bluthochdruck ist auf die entwässernde Wirkung, vor allem durch den hohen Kaliumgehalt, zurückzuführen, aber auch auf die im Senföl enthaltenen Butylphthalide, die die Gefäße erweitern. Im ätherischen Öl sind zudem Bestandteile vorhanden, die den Sellerie, gemeinsam mit dem hohen Vitamin-B-Gehalt, zu einem nervenstärkenden Gemüse mit einem ausgezeichneten Anti-Stress-Effekt machen.

– ACHTUNG –

So gesund Sellerie ist, sollte man immer bedenken, dass die häufigste Nahrungsmittelallergie – man schätzt rund 40 % – durch Sellerie ausgelöst wird. Das gilt sowohl für rohen als auch für gekochten Sellerie. Besonders vorsichtig sein sollten Allergiker bei Fertigsaucen und -suppen. Eine Sellerieallergie lässt auch eine negative Reaktion auf andere Doldenblütler wie Karotten, Petersilie etc. vermuten.

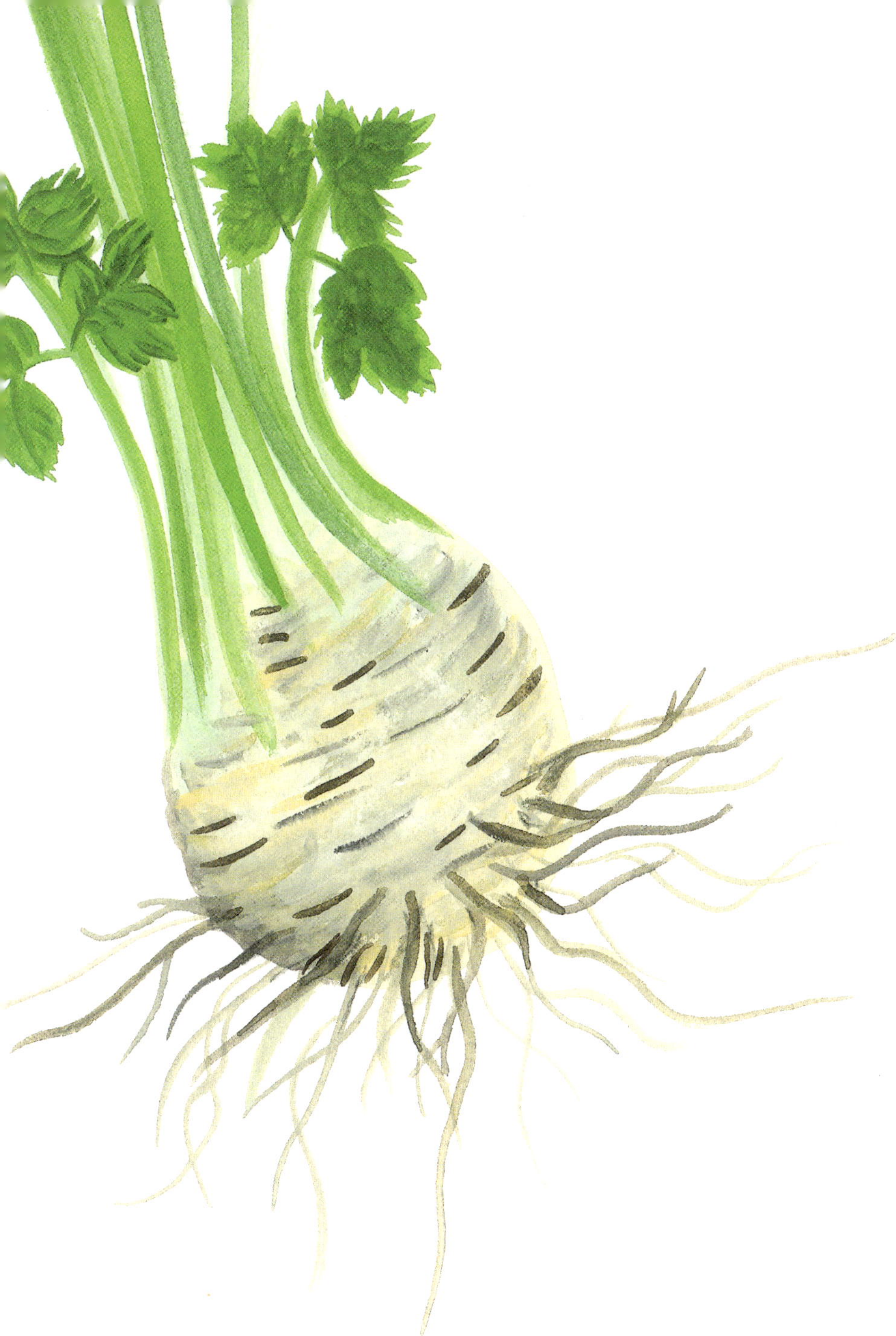

KREN, MEERRETTICH

(Armoracia rusticana)

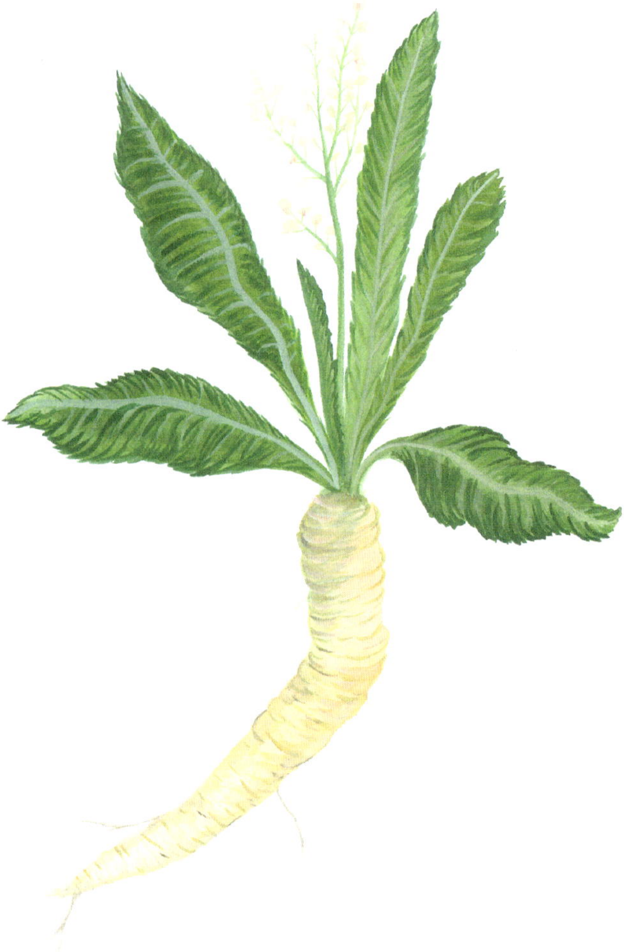

Was wir als Kren kennen, ist die Wurzel der Krenpflanze, die zu den schärfsten der Rettichwurzeln zählt. Kren ist eine dünne, spindelförmige Wurzel mit leicht bräunlicher Außenhaut und weißem, festem Fleisch. Früher hieß es, man sollte nur in den Monaten, in deren Namen ein »r« vorkommt, Kren essen. Natürlich hatte das damit zu tun, dass die Krenwurzeln damals erst im Herbst geerntet wurden, weil sie dann besonders saftig und dick sind und dann für die Verwendung im Winter in Sand gelagert werden können. Heute gibt es saftigen Kren das ganze Jahr über zu kaufen. Dennoch ist es empfehlenswert, vor allem in den Monaten der kühlen Jahreszeit Kren zu essen, da seine Schärfe dabei hilft, unsere Harnwege zu desinfizieren.

Das Wort »Kren« stammt aus dem Slawischen und deutet darauf hin, dass die Pflanze im Mittelalter aus dem Osten zu uns gekommen ist. Im Westen ist der Kren nur unter dem Namen »Meerrettich« bekannt, was nichts mit dem Meer zu tun hat, sondern von »Mehrrettich« im Sinne von »größerer Rettich« kommt. Aufgrund seiner stark antibiotischen Wirkung nennt man ihn auch das »Penicillin des Gartens«.

Unverletzter Kren strömt so gut wie kein Aroma aus. Die Wirkung, die unsere Augen tränen und die Nase rinnen lässt, entsteht erst beim Reiben. Dabei wird aus dem Senfölglykosid Sinigrin das stechend scharfe Allylisothiocyanat. Dieser Stoff wirkt antibakteriell und durchblutungsfördernd. Kren hilft daher bei Erkältungserkrankungen, Schnupfen und auch gegen Durchfall. In erster Linie hat er aber eine vorbeugende Wirkung gegen Harnwegsinfekte, da die bakterienhemmenden Senföle im Dünndarm resorbiert und über die Harnwege ausgeschieden werden.

VERARBEITUNG

– KÜCHENTIPPS –

Tafelspitz mit Apfelkren – das ist doch eine angenehme Prophylaxe gegen Harnwegsinfekte! Kren darf nicht mitgekocht werden, sondern wird üblicherweise als Zutat in Saucen verwendet. Die Wiener Küche kennt eine Fülle von Krensaucen zu gekochtem Fleisch: So ist etwa der Apfelkren eine besonders verbreitete Mischung aus geriebenem Kren und geraspelten, säuerlichen Äpfeln. Gewürzt wird er mit Zitronensaft, Salz und etwas Zucker. Serviert wird Apfelkren vorwiegend zu warmem oder kaltem gekochten Rindfleisch, insbesondere zu Tafelspitz. Beliebt ist auch der Semmelkren, der zu gekochtem Rindfleisch vor allem zu Hochzeiten, aber auch zu Begräbnissen verwendet wird: Semmel in kleine Würfel schneiden. Den Kren schälen und reiben. Suppe in einem Topf erhitzen, die Semmel untermengen und verstampfen. Den Kren unterrühren und mit Salz abschmecken.

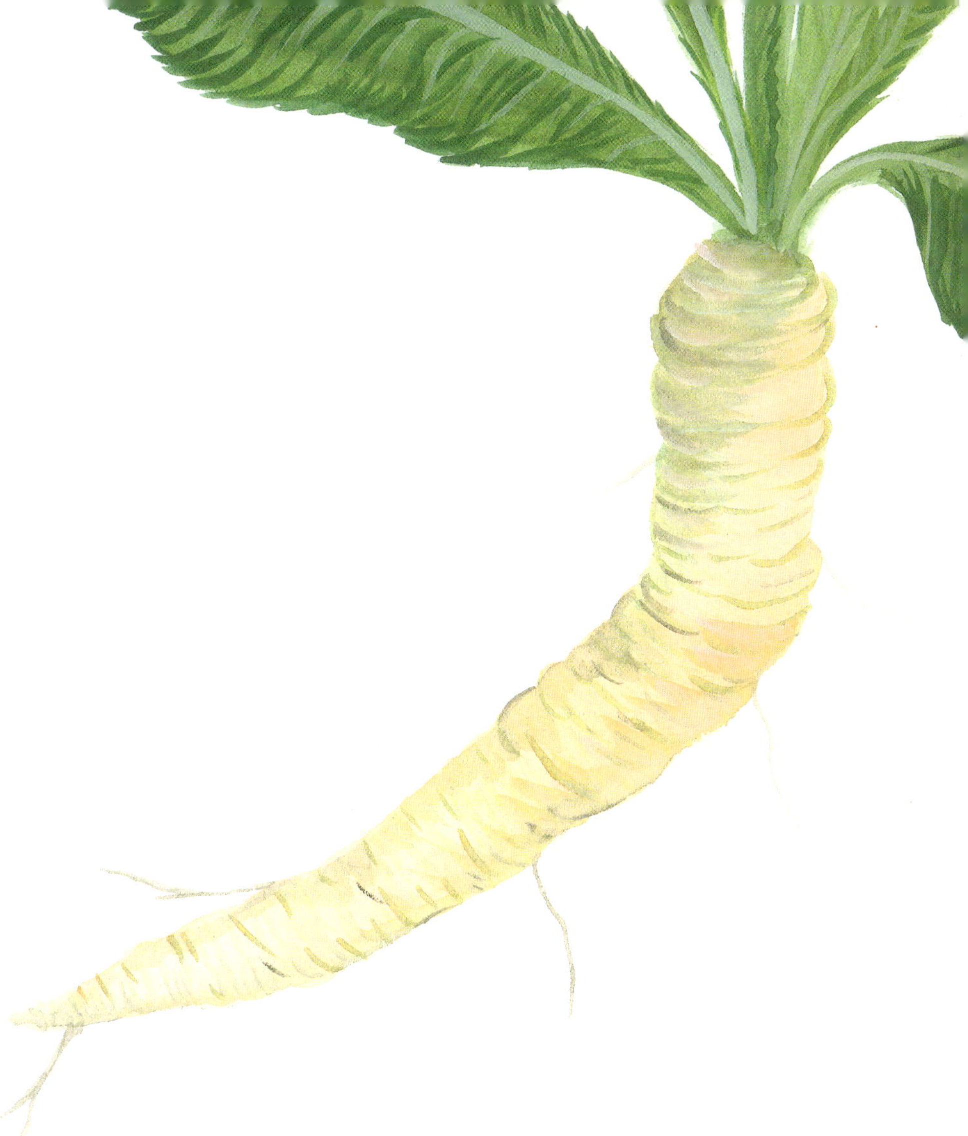

WURZEL-PETERSILIE

(Petroselinum crispum)

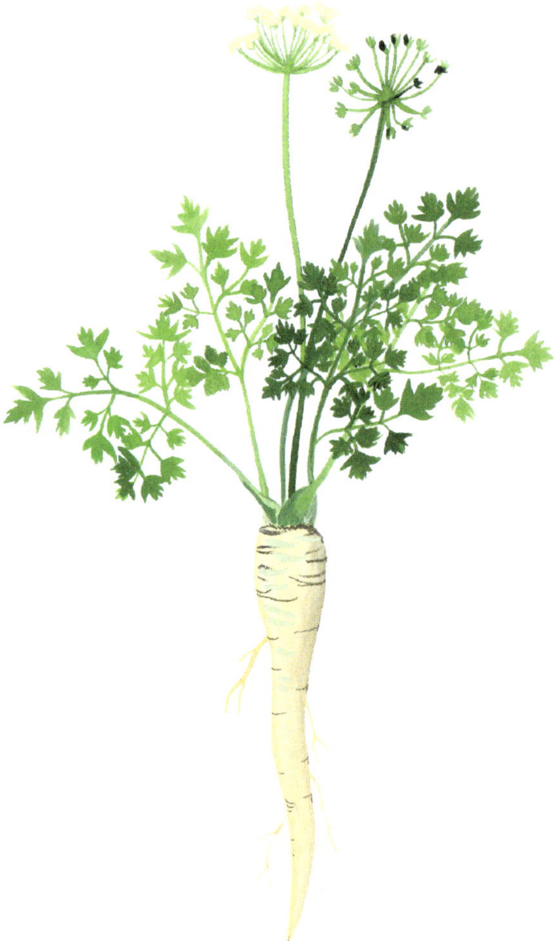

Die Petersilie als Suppengrün kennt jeder, die Wurzelpetersilie höchstens als Suppengemüse gemeinsam mit Karotten und Sellerie. In früheren Zeiten schätzte man die Wurzel auf Grund ihres typischen Geschmacks jedoch als eigenes Gemüse. Der botanische Name *Petroselinum* leitet sich ab von griech. *petros* (Stein) und *selinon* (Sellerie).

Seit ca. 5.000 Jahren wird die Petersilie im östlichen Mittelmeerraum angebaut und ist wie viele Kulturpflanzen von unzähligen Sagen umsponnen. Der Steinsellerie wurde immer mit Tod und Wiederauferstehung, mit Todesüberwindung und Sieg sowie mit männlicher Zeugungskraft in Verbindung gebracht. Das Sprichwort »Petersilie hilft dem Mann aufs Pferd und der Frau unter die Erd«, hat damit zu tun, dass die Petersiliensamen bei Frauen, stark dosiert, als Abtreibungsmittel verwendet wurden. Doch keine Angst, auch während der Schwangerschaft kann Petersilie, sowohl die Blätter als auch die Wurzel, verwendet werden. Sie sollten allerdings mitgekocht werden.

– INHALTSSTOFFE –

Die Petersilienwurzel weißt einen relativ hohen Vitamin-C- und Mineralstoffgehalt auf. Für den charakteristischen Duft und Geschmack ist vor allem das ätherische Öl mit Apiol verantwortlich. Apiol bewirkt eine gesteigerte Kontraktion der Blasenmuskulatur und des Darms. Petersilie ist daher harntreibend und somit hilfreich bei rheumatischen Erkrankungen, Gicht und Arthritis. Ernährungswissenschaftler raten übrigens dazu, regelmäßig sowohl Petersilienwurzeln als auch Petersiliengrün zu essen. Das enthaltene Flavon Apigenin hemmt die Wanderung und Teilung von Darmkrebszellen und ist somit vorbeugend gegen Darmkrebs.

VERARBEITUNG

– KÜCHENTIPP –

Versuchen Sie doch eine Petersilienwurzel-Cremesuppe oder Petersilienwurzelsalat mit Äpfeln.

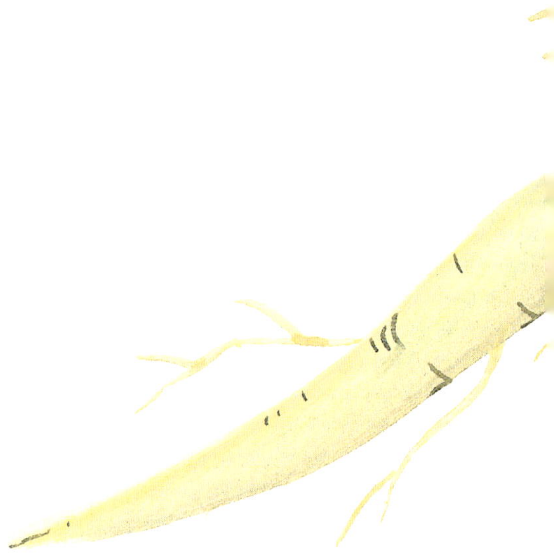

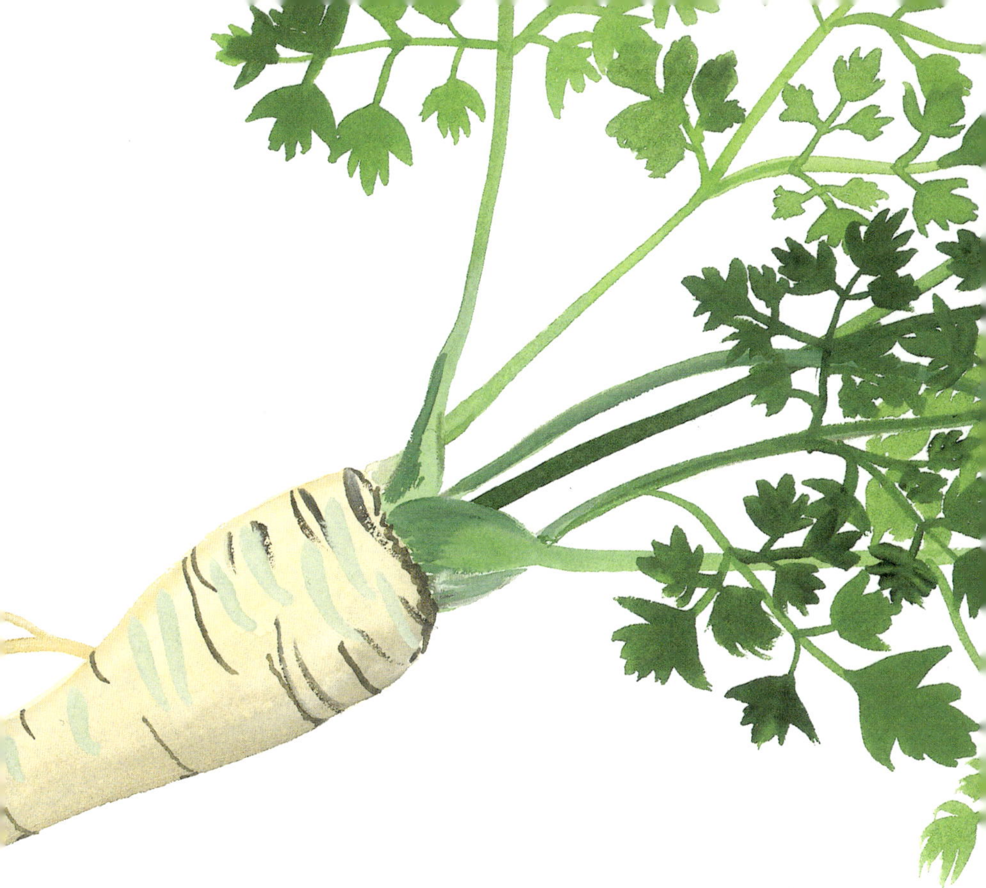

ZWIEBEL

(Allium cepa)

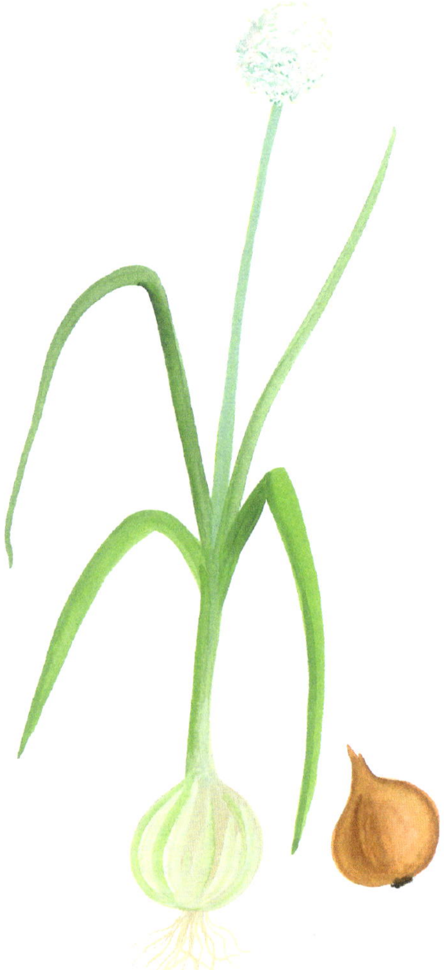

Die Geschichte der Zwiebel ist sehr alt. Sie wird bereits im Pentateuch, dem ältesten Teil der Bibel, erwähnt. Im 4. Buch Mose wird berichtet, wie sehr die Israeliten bei ihrer Wüstenwanderung die Zwiebeln vermissten, die sie in Ägypten kennengelernt hatten. Die Redensart »zurück zu den ägyptischen Zwiebeln« bedeutet daher, »sich nach den guten alten Zeiten zurücksehnen«. In Ägypten waren Zwiebeln ein Volksnahrungsmittel. Herodot berichtet, dass die Fronarbeiter beim Bau der Cheops-Pyramide Zwiebeln, Knoblauch und Rettich im Wert von 1.600 Silbertalenten verspeisten. Im alten Rom war »Zwiebelesser« ein Schimpfwort im Sinne von primitiv, bäuerlich, unfein. Zwiebeln galten grundsätzlich zu allen Zeiten eher als Arme-Leute-Speise.

Sie fanden schnell einen Platz in den Bauerngärten. Denn Zwiebeln und Knoblauch galten immer als ein Hauptmittel der Volksmedizin. Dennoch ist seit den Tagen der alten Römer die Welt in zwei Lager gespalten: in jene, die Zwiebeln und Knoblauch hassen, und jene, die sie lieben. Zu unserem gesundheitlichen Vorteil sollten wir es mit Letzteren halten.

– DIE HEILKRAFT DER ZWIEBEL –

Genau das, was uns beim Zwiebelschneiden die Tränen in die Augen treibt, macht sie neben zahlreichen Vitaminen und Mineralstoffen wie Kalium, Phosphor, Eisen, Jod und Selen so gesund: die scharf beißenden, schwefelhaltigen ätherischen Öle, allen voran die große Familie der Sulfide. Weit über 20 Bestandteile sind aus ihnen isoliert worden und jeder einzelne hat eine besondere Wirkung. Sulfide wirken antibakteriell und antiviral, sind immunstärkend und antioxidativ. Sie hemmen die Bildung verschiedener Krebsarten, vor allem in Speiseröhre, Magen und Darm. Zwiebeln unterstützen dabei, eine gesunde Darmflora aufzubauen und lassen die »Säfte fließen«. Sie verhindern das Aneinanderkleben von Blutplättchen und beschleunigen die Auflösung von Blutgerinnseln. Sie helfen zudem dabei, den Cholesterinspiegel zu regulieren und schützen die Gefäße vor Ablagerungen. Voraussetzung für die Wirkung der Sulfide ist, dass die Zwiebel geschnitten, gehackt oder gerieben wird, denn erst durch die »Zerstörung« des Gewebes können die Enzyme aus den Zellen der Zwiebel die Sulfide und damit ihre heilsame Wirkung freigeben.

– ZWIEBELN IN DER HAUSAPOTHEKE –

Zwiebeln helfen als Sirup bei Husten und Bronchitis. Dazu wird eine Zwiebel fein gehackt, mit Honig vermengt und ziehen gelassen. Dann den Saft abgießen. Über den Tag verteilt mehrere Teelöffel davon einnehmen. Neue wissenschaftliche Untersuchungen zeigen, dass die Sulfide der Zwiebel auch eine Wirkung gegen Asthma haben.

Ein Wickel mit fein gehackten Zwiebeln hilft bei Halsweh. Ein Säckchen davon hilft auch gegen Ohrenschmerzen, wenn man dieses über dem Ohr befestigt. Bei Migräne kann es hilfreich sein, den Nackenbereich mit einem Gemisch aus Zwiebeln und Zitrone einzureiben.

Schnupfensäckchen: Ein alter Ratschlag aus der Volksmedizin ist es, Babys ein Zwiebelsäckchen über die Wiege oder das Bettchen zu hängen. Dieses erleichtert ihnen das Atmen, weil dadurch die Nasenschleimhäute abschwellen.

Bei Insektenstichen (auch von Bienen und Wespen) ist eine Zwiebelscheibe an der Stichstelle verrieben schnell wirksam.

Nicht alle Menschen vertragen die Zwiebel jedoch. Menschen mit empfindlicher Magenschleimhaut sollten sie daher besser nicht roh essen.

– ZWIEBELN IN DER KÜCHE –

Eigentlich braucht man Zwiebeln für alle Speisen, die man mit einer schmackhaften Sauce zubereiten will. Zwiebeln als Mittelpunkt eines Gerichts, wie beispielsweise bei einer französischen Zwiebelsuppe, sind bei uns weniger traditionell. Allerdings ist diese ein herrlich wärmendes Wintergericht, wenn man die angerösteten Zwiebelscheiben (nicht zu wenig!) mit einem Weißwein-Wasser-Gemisch aufgießt und reichlich mit Thymian und Pfeffer würzt.

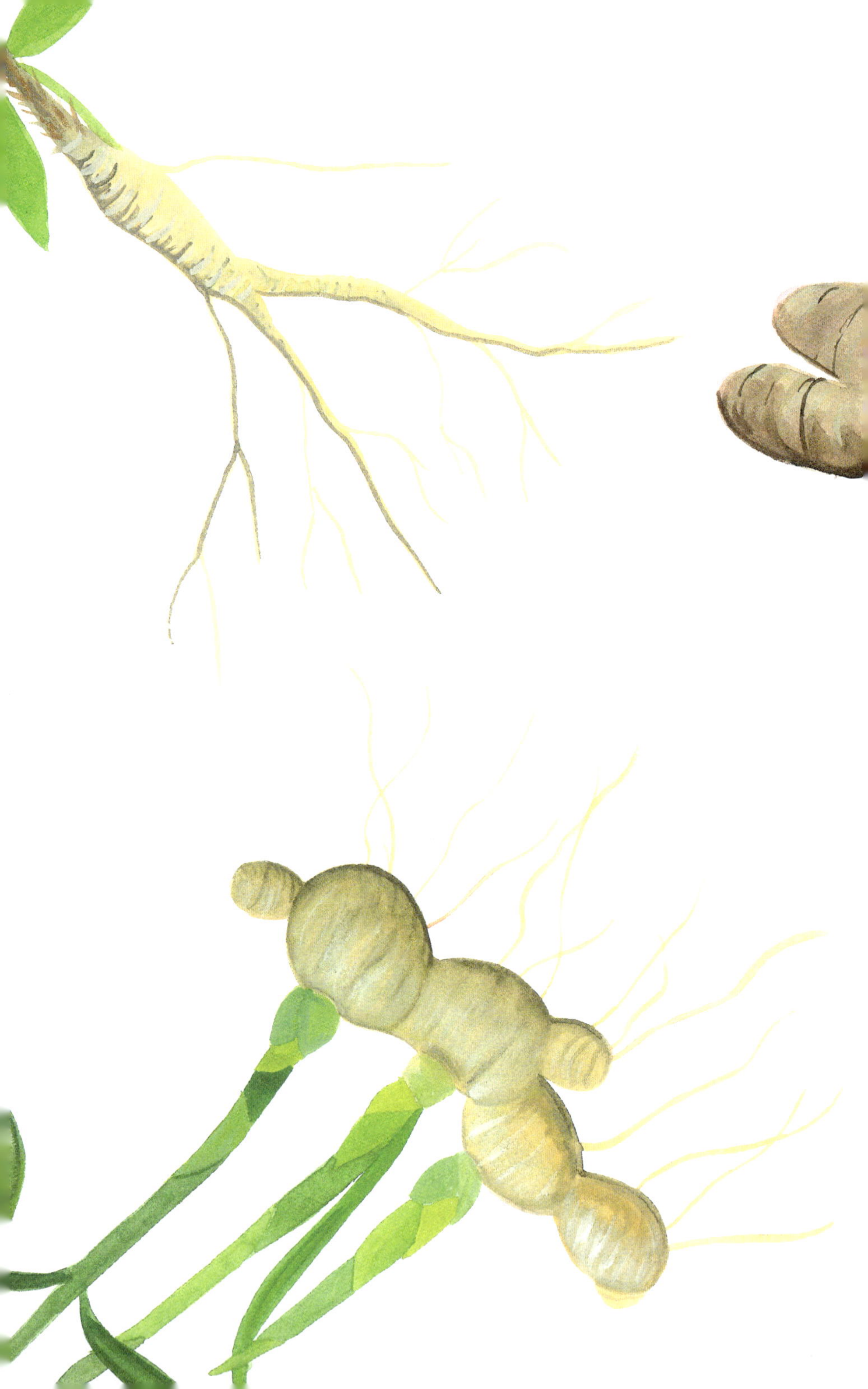

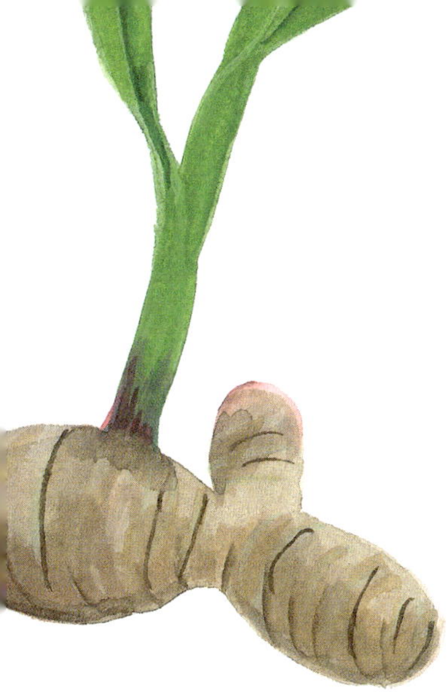

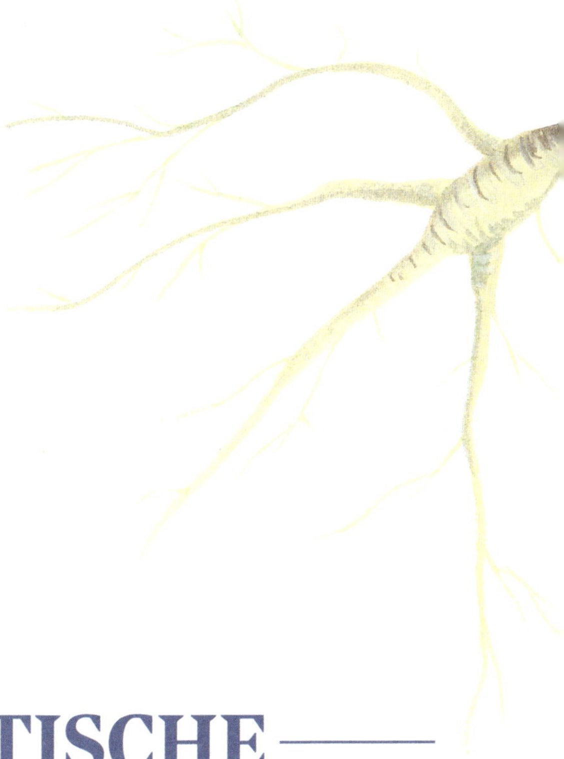

EXOTISCHE WURZELSCHÄTZE

Neben dem heimischen Wurzelgemüse gibt es auch hoch wirksame Wurzeln aus exotischen Gebieten. Exoten wie Ingwer, Galgant und Kurkuma liefern wichtige Arzneistoffe und werden als Nahrungsmittel oder als Gewürze verwendet.

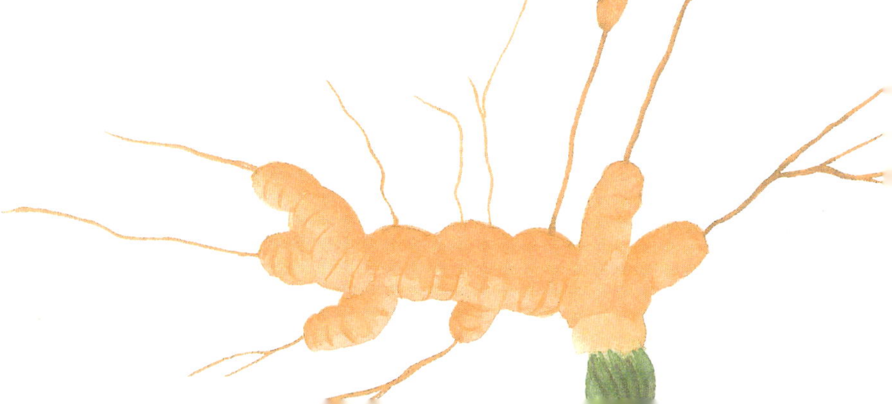

GALGANT

(Alpinia officinarum)

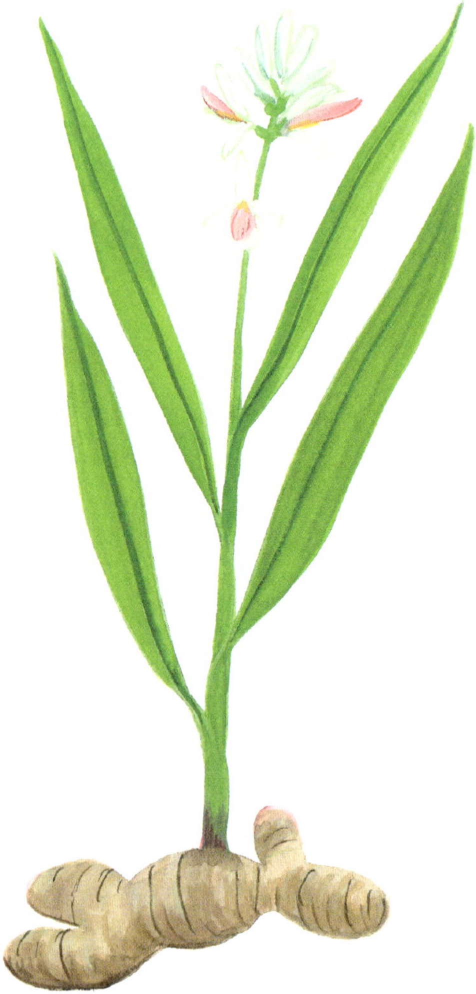

Vermutlich stammt der Galgant aus dem südostasiatischen Raum. Die Wurzelstöcke der mit dem Ingwer verwandten Pflanze werden als Gewürz verwendet. Der lateinische Gattungsname *Alpinia* ist dem Galgant zum Andenken an den italienischen Botaniker Prospero Alpina gegeben worden.

– GALGANT UND DIE »HILDEGARDMEDIZIN« –

Marco Polo war der erste, der über die Anwendung des Galgants berichtete. In der heutigen Zeit bekannt geworden und viel verwendet ist Galgant durch die »Hildegardmedizin«. Ganz in der Tradition der Abendländischen Medizin und der Säftelehre von Galen schrieb Hildegard von Bingen: »Der Galgant ist ganz warm und hat keine Kälte in sich. [...] Und wer im Rücken oder in der Seite [...] Schmerzen hat, der siede Galgant in Wein und trinke ihn oft warm, und der Schmerz wird aufhören. Und wer Herzweh hat, und wer im Herz schwach ist, der esse genügend Galgant, und es wird ihm bald besser gehen.« Aufgrund dieser Beschreibung empfiehlt die Hildegardmedizin die Anwendung von Galgant (von entsprechenden Anbietern in Tablettenform) gegen Herzschmerzen wie bei *Angina pectoris*, bei Herzsensationen und rascher Ermüdung. Diese Empfehlung kann vermutlich bestätigt werden, da man feststellte, dass einige der Bestandteile des ätherischen Öls dazu in der Lage sind, verklumpte Blutblättchen aufzulösen. Auch japanische Forscher haben in der Wurzel herzunterstützende Stoffe festgestellt.

Zudem wirken das ätherische Öl und die enthaltenen Scharfstoffe krampflösend, antibakteriell, pilz- sowie entzündungshemmend. Medizinisch wird der Galgant daher ähnlich dem Ingwer als Verdauungstonikum und Mittel gegen Übelkeit verwendet. Heute erlebt das braune Pulver des Galgants eine Renaissance und kommt vor allem beim Würzen von Speisen zum Einsatz.

VERARBEITUNG

– GALGANTTEE –

Gegen Appetitlosigkeit, Bauchschmerzen, Sodbrennen und Völlegefühl ist ein Teeaufguss mit dem Galgantwurzelstock bestens geeignet. Überbrühen Sie 1 TL (2 g) des Wurzelstocks (am besten grob gepulvert) mit 1 Tasse (150 ml) kochendem Wasser. Lassen Sie den Galganttee 10 Minuten lang ziehen. Danach wird die Wurzel durch ein Teesieb abgefiltert.

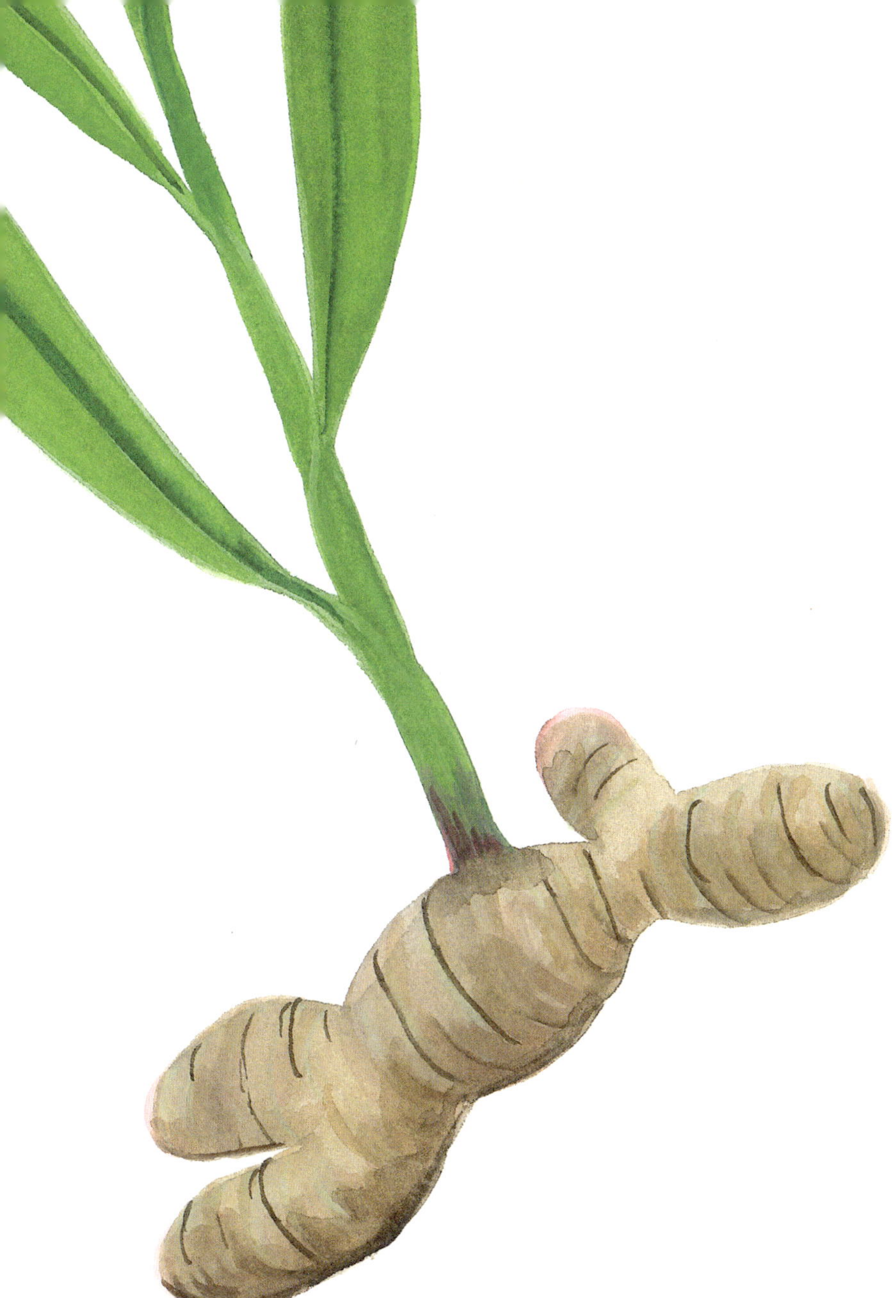

GINSENG

(Panax ginseng)

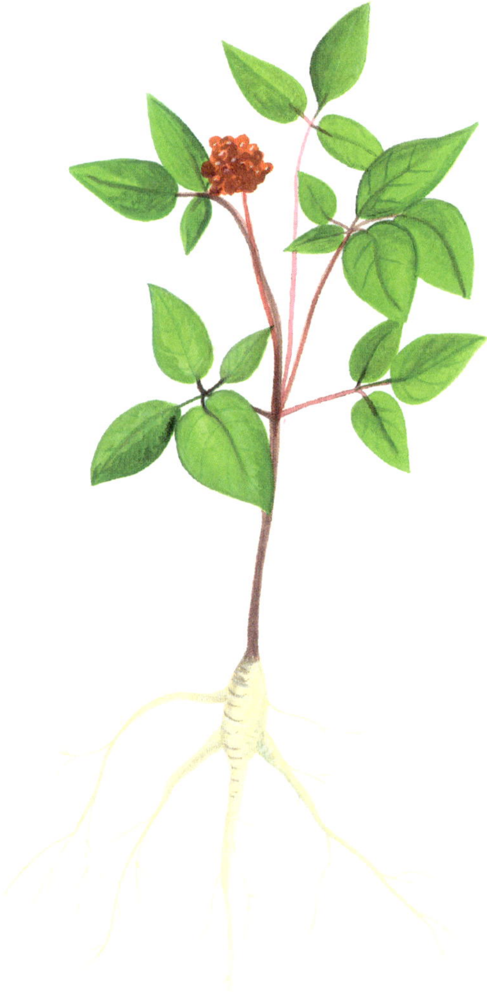

Niemand weiß genau, seit wann die Wunderwurzel Ginseng in Asien verwendet wird. Die Quellen sprechen aber von 3.000 bis 4.000 Jahren. Fest steht, dass es eine ununterbrochene Tradition für die Verwendung des Ginsengs gibt. Die erste schriftliche Erwähnung findet sich etwa im Jahre 40 vor Christus. Auf Grund seiner Kostbarkeit und seines Rufes als Universalmittel wurde Ginseng in Gold aufgewogen und war Königen und Kaisern, hohen Adligen und ihren engsten Gefolgsleuten vorbehalten. Dadurch war die Wurzel wertvoller als Gold.

Ginseng wurde als »Wurzel des Himmels« betrachtet und geradezu rituell verehrt. In einer alten Legende heißt es: »Nach dreihundert Jahren ist aus der Wurzel ein Wesen in Menschengestalt geworden, das sich aus der Erde erhebt. Es nimmt den Platz zwischen Erde und Himmel ein. Wer es trinkt, der erhält das ewige Leben und die ewige Gesundheit.« Schon der legendäre Kaiser Shen Nong pries den Ginseng als Heilmittel für alle Organe und im *Pen Ts'ao*, dem bedeutendsten Werk der chinesischen Medizin, steht Ginseng an der Spitze aller Heilpflanzen.

– VERSTECKT IN DEN WÄLDERN –

Der Ginseng wird auch »Wurzel, die sich vor dem Menschen verbirgt« genannt, da sie im Unterwuchs dichter Bergwälder nur schwer zu finden war. Die Suche nach der Wurzel war daher kein leichtes Unterfangen und wurde von professionellen Sammlern unter Abhaltung bestimmter Riten durchgeführt. Die Fundstellen wurden nur Söhnen und Enkeln weitergegeben. Zum Ehrenkodex eines Sammlers gehörte es, nie den gesamten Ginseng auszugraben und auch immer ein paar Samen zu hinterlassen, um die Pflanze nicht gänzlich auszurotten. Diese Tradition gilt leider schon lange nicht mehr, weshalb es kaum noch wildwachsenden Ginseng gibt.

Der Name »Ginseng« (übrigens *Schinseng* ausgesprochen) kommt aus dem Chinesischen (*ren,* Mensch und *shen,* ähnlich), der alten Bezeichnung für die Wurzel, deren Gestalt an den menschlichen Körper erinnern soll. *Panax ginseng* lautet der botanische Name. Diesem wird auch, wie in der Botanik üblich, der Name seines Erstbenenners, dem deutsch-russischen Botaniker Carl Anton Meyer angehängt, korrekt also *Panax ginseng C. A, Meyer*. Darauf sollte man achten, wenn man echten Ginseng kaufen möchte.

Panax kommt aus dem Griechischen und bedeutet Allheilmittel (*pan*, alles und *akos*, Heilung). Der Name wird zurückgeführt auf Panakeia, eine Tochter von Asclepios, dem griechischen Gott der Heilkunst.

– GINSENG IN DEN VERSCHIEDENEN KULTUREN –

Seit dem 18. Jahrhundert wird Ginseng in China, Korea und Japan in Plantagen kultiviert, neuerdings auch in Kanada. Auch bei uns gibt es viele Versuche, die nur selten erfolgreich sind. Ginseng braucht feuchte Sommer und trockene Winter. Bei uns sind es vor allem die Böden mit Staunässe, die der Wurzel im Winter zusetzen. Es empfiehlt sich daher, Ginseng-Präparate aus der Apotheke zu kaufen

– GINSENG IN DER TCM –

Shen Nong schrieb: »Der Ginseng belebt alle fünf Funktionskreise, beruhigt die Nerven, behebt durch Furcht bedingtes Herzklopfen, verbessert die Sehkraft, stärkt den Verstand und führt bei langfristiger Anwendung zur Verlängerung des Lebens und zur Verjüngung«. Über mehr als 2.000 Jahre hinweg sind die wichtigsten Anwendungsbereiche des Ginsengs im Wesentlichen dieselben geblieben.

In der TCM wird Ginseng auf Grund seiner ausgleichenden Eigenschaften sowohl als Tonikum als auch als Sedativum genutzt. Er wirkt auf den Milzmeridian, der die Nahrungsenergie richtig verteilt, und auf den Lungenmeridian, der uns das Chi über die Atmung zuführt. Ginseng wird daher bei Energiemangel, nervöser Erschöpfung, Immunschwäche, Herzproblemen, Schwindelgefühl, Verlust des Kurzzeitgedächtnisses, Impotenz und während der Rekonvaleszenz nach Operationen, langer Krankheit und Geburt verwendet.

– ANWENDUNG AUS SICHT DER TCM –

Tee aus dem Dekokt: 5 g der Wurzel werden 30 Minuten lang gekocht. Ginseng sollte bei der Zubereitung nicht mit Metallen wie Eisen in Berührung kommen. Er sollte nicht gleichzeitig mit Milchprodukten oder schwarzem Tee getrunken werden. Das Süßen mit Honig verstärkt seine Wirkung.

– GINSENG IM HANDEL –

Beim Ginseng-Kauf gilt es vorsichtig zu sein. Am sichersten ist man beim Kauf fertiger Präparate in der Apotheke. Da Ginseng aber bei uns nicht nur als Arzneimittel in den Handel kommt, sind in der heutigen Zeit von Wellness und Anti Aging immer mehr Getränke und sogar Kaugummis im Handel, die angeblich Ginseng enthalten. Wenn überhaupt, enthalten sie diesen aber höchstens in geringen Mengen.

– ROTER GINSENG –

Roter Ginseng ist keine eigene Ginseng-Art, sondern eine besondere Verarbeitung der Wurzel, die dazu führen soll, dass sie besser haltbar ist. Ohne diese spezielle Behandlung behalten die Wurzeln ihre gelbliche Farbe und alle wertvollen Inhaltsstoffe bleiben erhalten.

Zur Teezubereitung gibt es Wurzeln entweder in kleinen Stücken oder gemahlen zu kaufen. Auch als Tonikum und in anderen alkoholischen Zubereitungen ist Ginseng erhältlich. In den fertigen Präparaten ist üblicherweise ein Trockenextrakt verarbeitet worden.

– GINSENG IM LICHT MODERNER WISSENSCHAFT –

Eine *Panazee*, also ein Allheilmittel, das auf alle Organe im Körper sowohl anregend als auch entspannend wirken kann, war für die Wissenschaft kaum vorstellbar. Daher wurde Ginseng lange nur milde belächelt, etwa als Mittel zur Stärkung der Potenz alternder Chinesen. Anfang der 60er-Jahre setzte weltweit unter europäischer Führung die moderne Ginseng-Forschung ein. Dank der Fortschritte der analytischen Untersuchungsmethoden konnten bald 100 verschiedene Inhaltsstoffe bestimmt werden, heute sind mehr als 220 bekannt. Allerdings erkannte man auch, dass die Inhaltsstoffe je nach Herkunft und Bearbeitung stark differieren können. Eine optimale Dosierung wurde errechnet und ein standardisiertes Ginseng-Extrakt mit der Bezeichnung G 115 entwickelt. Damit war es auch erstmals möglich, klinische Studien (doppelblind, randomisiert, placebokontrolliert) durchzuführen.

– INHALTSSTOFFE –

Als sich die moderne Wissenschaft auf die Suche nach den Wirkstoffen des Ginsengs machte, wurde bald klar, dass ein solch komplexe Wirkung nicht durch einen Wirkstoff allein hervorgerufen werden kann. Man fand eine Vielzahl biologisch aktiver Stoffe, aus denen sich eine Gruppe als Hauptträger der medizinischen Wirkung herausstellte. Es sind Triterpensaponine, die als Ginsenoside bezeichnet werden. Daneben enthält die Ginsengwurzel auch ätherische Öle und hormonanregende Stoffe.

– ANWENDUNG –

Ginseng bewirkt im Körper eine allgemeine Stärkung der wesentlichen Körperfunktionen. Generell gilt, dass die Ginseng-Wirkung nicht gegen bestimmte Krankheiten gerichtet zu verstehen ist. Es handelt sich vielmehr um eine Wirkung, die den Körper in die Lage versetzt, sich gegen störende und krankmachende Einflüsse von außen besser zu schützen. Dieser Schutz zeigt sich in einer Stärkung des Abwehrsystems gegen Stressoren physikalischer, chemischer, biologischer und psychischer Natur. Das können Umweltgifte ebenso wie Infektionen, körperliche Überbeanspruchungen oder seelische Belastungen sein. Um diese außergewöhnliche Art der Ginseng-Wirkung, die mittlerweile auch bei anderen Pflanzen festgestellt werden konnte, deutlich zu machen, hat man den Begriff »Adaptogen« geprägt. Adaption bedeutet anpassen. Adaptogene unterstützen die Widerstandskraft des Körpers im Sinne einer Normalisierung, indem übersteigerte Reaktionen reduziert und verringerte Funktionen angeregt werden.

– GINSENG BEI STRESS –

Die vielfältigen Belastungen, die unser Lebensstil mit sich bringt und die vom Arzt Hans Selye mit dem Wort »Stress« bezeichnet wurden, sind das wichtigste Einsatzgebiet für Ginseng. Dabei muss der Begriff »Stress« allerdings weit gefasst werden. Ungewöhnliche Wetterbedingungen sind ebenso körperlicher und psychischer Stress wie berufliche Überlastung oder Beziehungsprobleme. Ginseng hilft dabei, solche Belastungssituationen ohne organische Folgen zu überstehen. Ginseng wird seit jeher als großer Kraftspender bezeichnet, der dazu in Lage ist, erhebliche Kraftreserven aufzubauen. Das wirkt sich unter anderem positiv auf die Muskulatur aus, weshalb viele Leistungssportler Ginseng sehr schätzen. Bei älteren Menschen haben Tests gezeigt, dass Ginseng die Lern-, Konzentrations- und Reaktionsfähigkeit verbessert. Dabei nimmt das intellektuelle Leistungsvermögen wieder zu. Auch das allmähliche Nachlassen der Organfunktionen im Alter und die abnehmende Widerstandkraft werden durch Ginseng positiv beeinflusst.

– GINSENG, EIN APHRODISIAKUM? –

Dem Ginseng wird nachgesagt, ein Aphrodisiakum zu sein, also eine lust- und potenzstärkende Wirkung zu haben. Das kann so aber nicht bestätigt werden. Nachgewiesen ist, dass Ginseng hormonell ausgleichend und sogar anregend wirkt, weshalb es bei Störungen der Sexualorgane positiv wirkt. Potenzfördernd ist er aber nicht.

– GINSENG BEI DEPRESSIONEN –

Ginseng wirkt auf das Zentralnervensystem sowohl anregend als auch beruhigend. Er macht wacher hinsichtlich der Konzentrationsfähigkeit, bei Überreizungen und damit verbundenen Ängsten wirkt er sich beruhigend aus, ohne aber müde zu machen. Auf den Schlafrhythmus wirkt er sich sehr positiv aus. Bei leichten depressiven Verstimmungen kann Ginseng also vor allem durch die Verbesserung der Schlafqualität und die Stärkung des Geisteszustandes helfen.

– GINSENG ZUR ABWEHRSTÄRKUNG –

In klinischen Studien konnten positive Effekte des Ginsengs auf die Blutwerte (Leuko-, Thrombo- und Erythrozytenzahl) festgestellt werden, vor allem bei Patienten, die unter Strahlen- oder Chemotherapie standen. Auch die Immunsituation wurde deutlich verbessert, weshalb sich die Einnahme von Ginseng als Begleittherapie bei Krebs eignet.

– UNERWÜNSCHTE WIRKUNGEN –

Toxikologische Untersuchungen zeigten, dass der Ginseng zu den ungiftigsten Pflanzen überhaupt zählt. Allerdings muss auf das »Ginseng-Missbrauch-Syndrom« hingewiesen werden. Ginseng sollte nicht gemeinsam mit Koffein enthaltenden Genussmitteln verwendet werden, da dies zu Bluthochdruck, Nervosität, Schlaflosigkeit, morgendlichen Durchfällen und Ödemen führen kann. Bei bestimmungsmäßigem Gebrauch von Ginsengtee oder -extrakten sind Nebenwirkungen extrem selten. Menschen mit hohem Blutdruck muss allerdings generell von einer Einnahme von Ginseng abgeraten werden.

– GINSENG – NUR AUS DER APOTHEKE! –

Studien zeigten, dass in Ländern, in denen Ginseng als »health food«, also als Nahrungsergänzungsmittel, auf den Markt kommt, unerwünschte Nebenwirkungen auftreten. Diese Präparate wurden häufig mit zum Teil giftigen Pflanzen verfälscht, es wurde zum Teil hoch mit Pestiziden belasteter Ginseng verwendet oder manchmal konnten gar keine Mengen von Ginseng gefunden werden. Bei uns in Österreich unterliegt der Ginseng den Bedingungen eines Arzneimittels und kommt nur kontrolliert in die Apotheke. Es ist also sinnvoll, auf Ginseng-Produkte aus der Apotheke zurückzugreifen. Die Dosierung dieser Produkte ist den Beipackzetteln zu entnehmen, empfohlen wird eine Tagesdosis von 1–2 g über einen längeren Zeitraum (bis zu 3 Monate) hinweg. Nach einer Pause ist eine erneute Einnahme möglich.

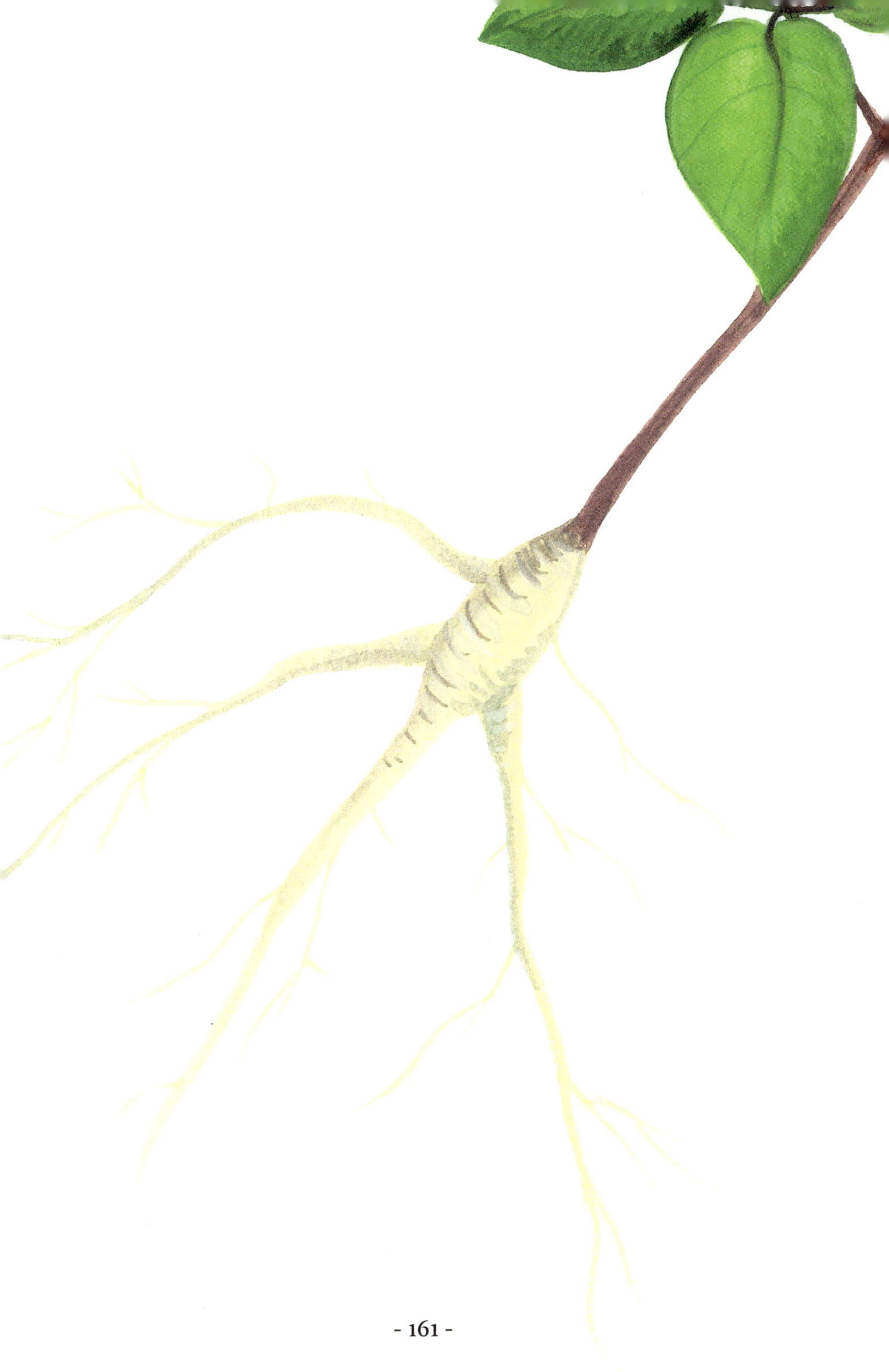

INGWER

(Zingiber officinale)

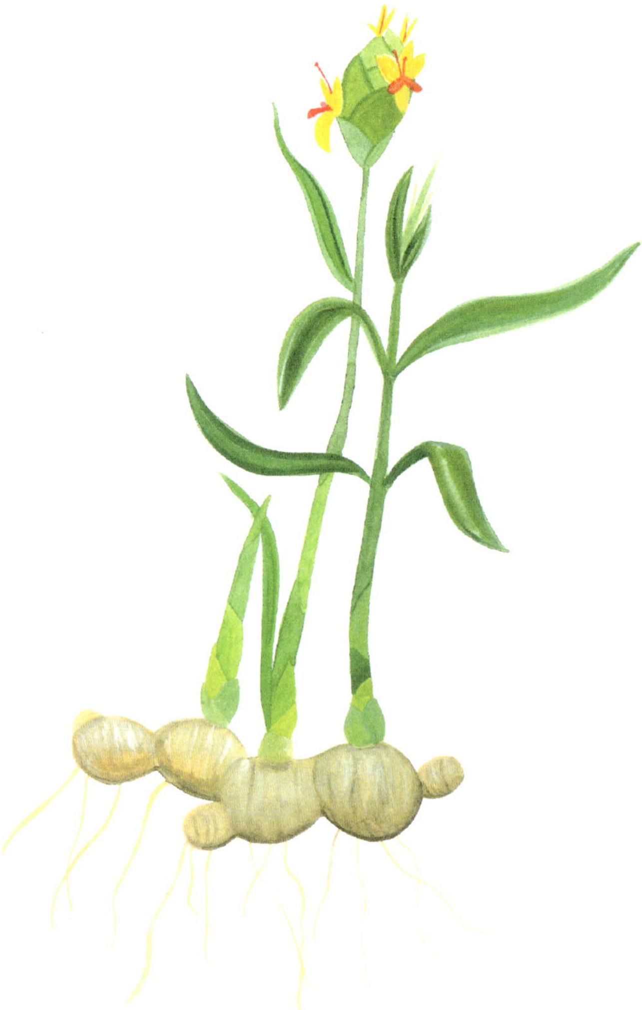

Der Ingwer ist seit frühesten Zeiten als Kulturpflanze bekannt, daher kann seine genaue Herkunft nur vermutet werden. »Der Ingwer ist ein eigenartiges Gewächs, das im troglodytischen Arabien sehr häufig wächst«, schrieb Dioskorides im 1. Jahrhundert nach Christus in seiner *Materia medica* und auch Plinius behauptete in seiner *Naturalis historia*, der Ingwer wachse in Arabien. Zweifellos wurde der Ingwer von geschäftstüchtigen arabischen Händlern ans Mittelmeer gebracht und diese verstanden es, die wirkliche Herkunft dieses Gewürzes geheim zu halten. Während die Römer ihn mehr als Gewürz schätzten, sowohl für Speisen als auch für Getränke, betrachteten die Griechen ihn nicht nur als Heilmittel, sondern vor allem auch als Duftstoff, der für Parfüm und Salben verwendet wurde.

Der Name »Ingwer« stammt vom altindischen Sanskritwort *shringavera*, was geweihförmig bedeutet und damit anschaulich die Form der Wurzel beschreibt. Chinesische Ärzte meinten Folgendes: »Der Ingwer dient mit seiner wärmenden Wirkung zur Heilung von durch Kälte verursachten Erkrankungen, Kopfschmerz und starkem Husten.« Auf jeden Fall ist er mit seiner innerlich wärmenden Wirkung das ideale Heilmittel für die kalte Jahreszeit. Man kann würzigen Tee daraus machen, viele verschiedene Gerichte damit würzen oder einen Ingwerlikör herstellen, wie er in England geschätzt wird.

– INGWER SELBST KULTIVIEREN –

Grundsätzlich ist es recht einfach, den Ingwer wachsen zu lassen. Man nehme ein frisches Rhizom, zu dem man oft auch »Knolle« sagt, steckt es flach in eine mit Substrat gefüllte Schüssel, bedeckt es mit Erde und gießt es nicht zu stark. Nach kurzer Zeit werden schilfartige Blätter erscheinen und der Wurzelstock in der Folge Seitentriebe entwickeln, die man dann frisch ernten kann.

Gut sortierte Kräutergärtner bieten japanischen Ingwer (*Zingiber mioga*), auch *Myoga* genannt, an. Er verträgt sogar leichte Fröste und gedeiht im Sommer bei unseren Temperaturen sehr gut. Gegessen werden die schon im ersten Jahr wachsenden Blütenknospen und die zarten, hellen Rhizomenden, die gut nachwachsen. Der Geschmack ist etwas milder und hat eine Spur von Orangenschalenaroma. Will man Ingwer also vor allem frisch verwenden, empfiehlt sich die Kultur von *Myoga*.

– INGWER ALS ARZNEI –

Neben der örtlichen Zuordnung meinte Dioskorides in seiner *Materia medica* außerdem: »Der Ingwer erwärmt, befördert die Verdauung, ist dem Magen gesund; er wird auch Gegengiften zugesetzt und hat in seiner Wirkung Ähnlichkeit mit dem Pfeffer.« Dieser Meinung waren auch sämtliche Kräuterdoctores des Mittelalters. Der Ingwer wurde nach den Prinzipien der Säftelehre Galens als erwärmend und befeuchtend betrachtet, Lonicerus schrieb ihm sogar erhitzende Wirkung zu, weshalb der Ingwer im Mittelalter auch als liebesförderndes und männerstärkendes Heilmittel betrachtet wurde.

– ANWENDUNG –

Der Wurzelstock enthält ein ätherisches Öl mit Bestandteilen wie Zingiberen, die den Duft und das Aroma des Ingwers ausmachen. Die Schärfe geht auf nichtflüchtige Harze wie die Gingerole zurück. Sie senken den Blutzucker- und Cholesterinspiegel, sind immunstimulierend, schleimlösend bei Husten, entzündungshemmend und können aufgrund ihrer antioxidativen Wirkung auch tumorvorbeugend sein. Ingwer ist zudem magenstärkend, gallenflussanregend und hilft gegen Übelkeit, auch in der Schwangerschaft. Er hat außerdem eine stark lindernde Wirkung bei Schwindel, sowohl bei »Reisekrankheit« als auch bei generellen Schwindelgefühlen. Aufgrund seiner Inhaltsstoffe ist der Ingwer darüber hinaus auch wirksam gegen Bakterien, Pilze und Parasiten.

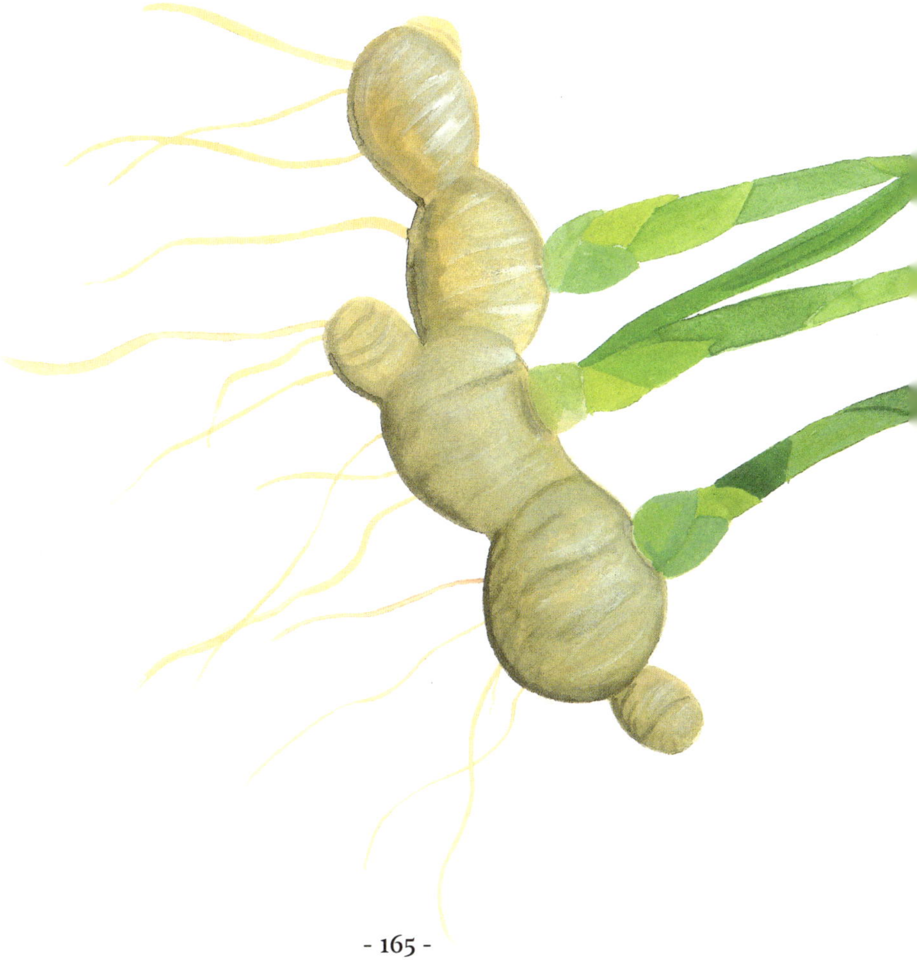

VERARBEITUNG

- INGWERTEE -

5 g Ingwer (ein Stück so groß wie ein Daumenglied) grob zerkleinern, mit 150 ml kochendem Wasser übergießen und 5 Minuten ziehen lassen. Bei Bedarf mit Honig süßen.

- DER INGWER IM AYURVEDA -

In Indien (seiner ‚Heimat' könnte man sagen, weil Ingwer vor allem in Indien und der Ayurveda-Lehre verwendet wird) schätzt man diese erhitzende Wirkung des Ingwers besonders. Man sagt, dass er das Agni des Menschen, das Feuer des Lebens, das für eine gute Verdauung, den Glanz der Haut, aber auch für Mut und Entschlossenheit verantwortlich ist, entfache. Ein funktionierendes Agni zeigt sich übrigens am Leuchten der Augen. Ingwer gilt in der Ayurveda-Lehre als magenstärkend, speicheltreibend, schleimlösend und entzündungshemmend, wobei bei der Anwendung folgendermaßen unterschieden wird: frischer Ingwer ist trocknend und stechend, getrockneter Ingwer dagegen warm und ölig.

- KOCHEN MIT INGWER -

Die Heilkraft des Ingwers verbreitet sich auch durch die Verwendung als Gewürz. Dabei muss aber unterschieden werden, in welcher Form der Ingwer verarbeitet wird. Frischer Ingwer wird gerieben oder fein gehackt und dann den Gerichten ohne langes Kochen beigegeben. Diese Verwendungsart bewirkt einen frischen, würzigen und scharfen Geschmack. Wenn frischer Ingwer lange mitgekocht wird, steigt seine Schärfe auf Kosten des Aromas. Ganz anders ist der Geschmack von gebratenem Ingwer, wie er in Indien beliebt ist. Brät man gehackten Ingwer in Öl oder Butterfett an, so weicht die Schärfe zugunsten eines feinen, milden Aromas. In der japanischen Küche wird Ingwer in erster Linie als Beilage zu Sushi serviert, als *benishouga* aus jungen Rhizomen und mit Shiso-Blättern (*Perilla frutescens*) rosa gefärbt und sauer eingelegt. Das hat sicher mit der stark antibakteriellen und dadurch auch konservierenden Wirkung des Ingwers zu tun. In China werden auf Fischmärkten immer frische Ingwerknollen zwischen die Fische gelegt, damit diese nicht so schnell verderben. Ingwerpulver ist eher aromatisch als scharf und wird bei uns in Europa primär für Süßspeisen wie Ingwerplätzchen verwendet, bringt aber auch ein köstliches Aroma in Kartoffelpüree oder in andere feine Gemüsesorten wie Erbsen und junge Karotten.

KURKUMA

(Curcuma longa)

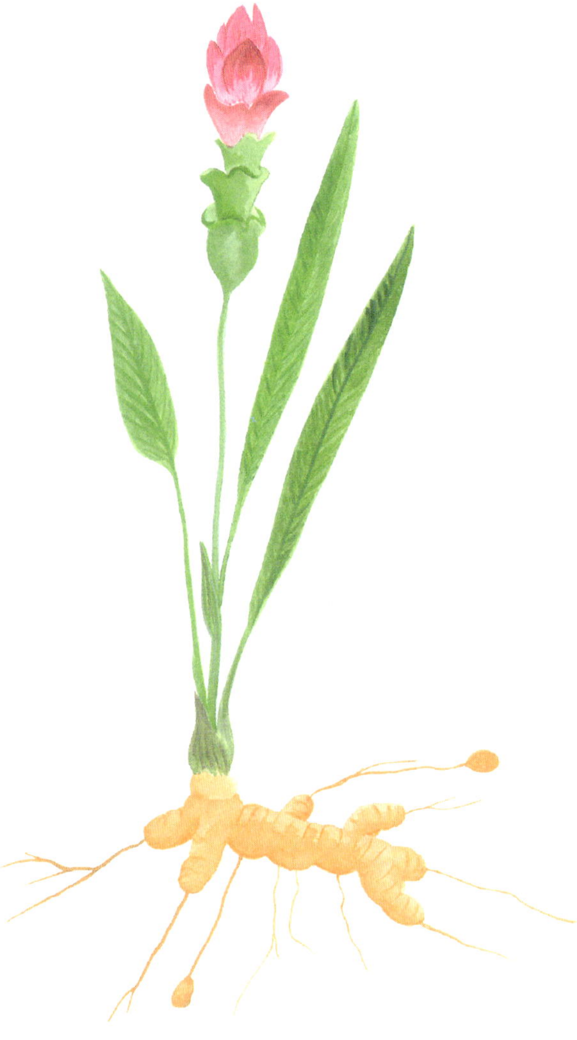

Die tropische Gelbwurz ist botanisch eng mit dem Ingwer verwandt. Die Heimat der Kurkumapflanze ist wahrscheinlich Indien. Das Ayurveda bezeichnet die Urbevölkerung abfällig als »Kurkuma-Esser«. In Indien gewinnt man aus Kurkuma seit jeher einen Farbstoff, der Baumwolle, Seide und Wolle gelb färbt. So ganz konnten sich die Inder bis heute nicht von ihrem Naturfarbstoff trennen: Sie verwenden ihn zur Körperbemalung und natürlich als Bestandteil vieler Gewürzmischungen.

Der Name Kurkuma kommt von arabisch, *kurkum*, was eine Bezeichnung für Safran ist. Noch heute kann es sein, dass man das gelbe Pulver auf dem Basar als teuren »Safran« angeboten bekommt, obwohl Safran anders aussieht, riecht und schmeckt als Kurkuma.

Frisch wirkt der Wurzelstock aromatisch und schmeckt herb und leicht brennend. Getrocknet entwickelt er ein würziges Aroma, das sich bei längerem Lagern aber bald in einen muffigen Geruch verwandelt. Aus der indischen Küche ist Kurkuma nicht wegzudenken. Zu den Speisen, die so gut wie immer mit Kurkuma zubereitet werden, gehören alle Arten von Hülsenfrüchten, vor allem Linsen. Auch Kartoffelcurrys werden immer mit Kurkuma gewürzt. Am bekanntesten ist wohl mit Kurkuma gelb gefärbter Reis, den man in vielen asiatischen und auch in der indonesischen Küche findet. Kurkuma ist außerdem in manchen indischen Gewürzmischungen enthalten, das bei uns bekannte Curry-Pulver ist jedoch eine englische Erfindung.

– HEILPFLANZE KURKUMA –

Der gelbe Wurzelstock enthält ein ätherisches Öl (bis zu 5 %) und Curcuminoide, eine Reihe mehrerer chemisch verwandter Verbindungen, die für die Farbkraft verantwortlich sind. Der wichtigste Bestandteil wird Curcumin genannt, dem viele therapeutische Wirkungen zugeschrieben werden.

Im Ayurveda hat Kurkuma eine lange Tradition und wird bei vielen Erkrankungen eingesetzt, etwa bei Infektionskrankheiten, Vergiftungen und Schwächezuständen, aber auch bei Übelkeit, Verstopfung und Koliken. Aufgrund der wundheilenden und entzündungshemmenden Wirkung wird Kurkuma auch bei Verstauchungen und Prellungen oder bei der Behandlung von Ekzemen verwendet.

– KURKUMA – ALTBEWÄHRTES GALLENMITTEL –

Schon seit langem wird Kurkuma in der westlichen Medizin als Gallen- und Lebermittel eingesetzt. Meist wird es zu Kombinationspräparaten gemischt, aber auch als Einzelmittel gibt es Kurkuma in therapeutisch wirksamer Form als Dragees zu kaufen.

Die Kurkuma-Wirkstoffe sind gallenflussanregend, die Menge der gebildeten Gallenflüssigkeit kann dadurch bis um das Dreifache gesteigert werden. Auch die Gallenblasenmuskulatur wird stimuliert, weshalb mehr Gallenflüssigkeit im Darm zur Verdauung verfügbar ist. Dadurch wird die Fettverdauung verbessert. Kurkuma wird daher auch bei Beschwerden wie Druck im Oberbauch, Völlegefühl und Blähungen eingesetzt. Das ätherische Öl wirkt beruhigend und krampflösend auf die Muskulatur von Magen und Darm.

Durch die vermehrte Bildung von Gallensäuren hat Kurkuma auch eine positive Wirkung auf die Blutfettbildung und reduziert Cholesterin auf diversen Stoffwechselebenen.

Achtung: Nicht bei Gallengangverschluss oder Gallensteinen einsetzen!

VERARBEITUNG

KURKUMA FÜR DIE LEBER

Neue Studien zeigen, dass sich Kurkuma auch positiv auf die Leberzellbildung auswirkt, und ein viel versprechendes Mittel gegen Leberschäden, die durch Alkoholmissbrauch entstanden sind, sein kann. Mit den Inhaltsstoffen von Kurkuma beschäftigen sich heute zahlreiche Wissenschaftler weltweit. Daher werden aktuell viele Forschungen betrieben, bei denen die Wirkung von Kurkuma bei Krebsarten wie Lungen-, Dickdarm-, Brust- oder Prostatakrebs überprüft wird.

- KÜCHENTIPPS -

Kurkuma für westliche Gerichte

Da Kurkuma keinen sehr starken Eigengeschmack hat, kann man es für viele Gerichte verwenden, denen man eine leuchtend gelbe Farbe geben will. Kurkumapulver eignet sich für Hühnersuppe, Kartoffelgerichte, Eiergerichte, Saucen, vor allem für selbst gemachte Mayonnaise oder Aufstriche, beispielsweise Eiaufstrich. Außerdem kann man ein Brathuhn vor dem Braten mit Kurkuma einreiben, um es zu verfeinern. Gelb gefärbter Reis lässt einem übrigens das Wasser im Mund schneller zusammenlaufen als normaler weißer.

TAIGAWURZEL

(Eleutherococcus senticosus)

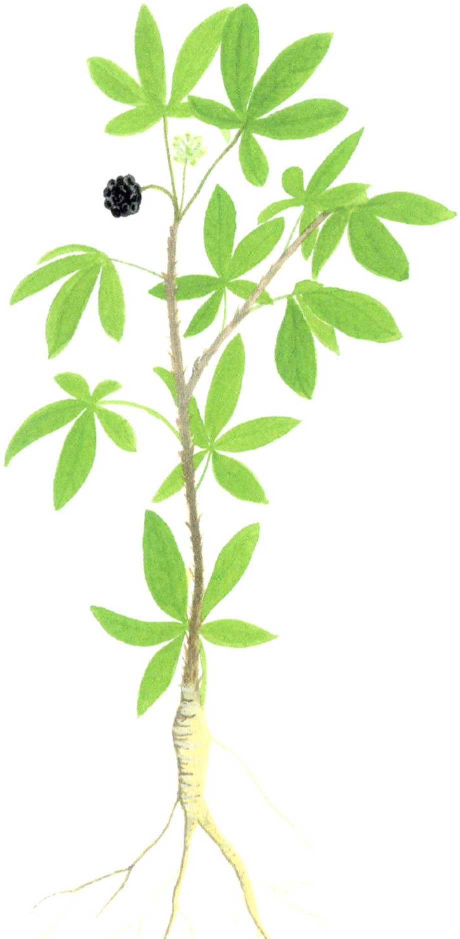

Die Taigawurzel ist botanisch verwandt mit den verschiedenen Ginseng-Arten. Beheimatet ist sie in Sibirien, Nordchina, Nordkorea und auf der japanischen Insel Hokkaido. Wegen ihrer Heimat in Sibirien und weil dort erste Studien mit der Taigawurzel gemacht wurden, wurde sie früher als »Sibirischer Ginseng« bezeichnet. Sie wächst in Wäldern und an Waldrändern und kann dort ein dichtes Buschwerk bilden.

Der wissenschaftliche Name leitet sich von griech. *eleuderos* (frei) und *kokkos* (Samen) ab, ein Hinweis auf die Lage der Samen in der Frucht. *Senticosus* bedeutet dornenreich, weshalb die Pflanze auch als »Stachelpanax« bezeichnet wird.

– TAIGAWURZEL, SOWJETISCHES »WUNDERKRAUT« –

In der TCM wird die Taigawurzel schon seit Jahrtausenden zur allgemeinen Stärkung eingesetzt und auch die sibirischen Völker nutzten die Pflanze zur Steigerung der Vitalität. Bekannt geworden ist die Pflanze im Westen in den 50er-Jahren des vorigen Jahrhunderts, als entdeckt wurde, dass sie als »Geheimwaffe« der Russen eingesetzt wurde, um die Folgen der Schwerelosigkeit der Kosmonauten zu mildern, und um die Belastungsfähigkeit der Sportler bei den Olympischen Spielen in Moskau zu verbessern. Russische Studien, die auch im Westen veröffentlicht wurden, ergaben, dass die Einnahme bei Sportlern, vor allem bei Gewichthebern, Ringern und Turnern, die Fähigkeit zur Sauerstoffaufnahme verbessert, was zu einer Ausdauersteigerung führt. Die Taigawurzel führte bei den Sportlern daher zu verbesserten Leistungen, verminderter Erschöpfung und verbesserter Stimmung. Andere Studien mit Arbeitern in Automobilwerken zeigten, dass es bei Einnahme der Taigawurzel zu einer Reduzierung der Krankenstände um 25 % kam.

– INHALTSSTOFFE UND ANWENDUNG –

Da die Taigawurzel botanisch mit dem Ginseng verwandt ist und ebenfalls eine adaptogene Wirkung hat, bezeichnete man eine Reihe von sogenannten »Triterpensaponinen«, die auch im Ginseng vorkommen, als Eleutheroside (im Unterschied zu den Ginsenosiden). Heute weiß man, dass die Inhaltsstoffe der Taigawurzel sehr von denen des Ginseng differieren, weshalb in der Pharmakologie die Bezeichnung »Sibirischer Ginseng« abgelehnt wird, um deutlich zu machen, dass es sich um zwei doch unterschiedlich wirkende Pflanzen handelt. Verwendet wird, wie es schon der Name sagt, die Wurzel. Man kennt eine Vielzahl von Inhaltsstoffen wie Lignane, Phenylpropanderivate, Cumarine, Triterpensaponine und Polysaccharide. Die immunstärkende Wirkung der Taigawurzel kann vor allem den Polysacchariden zugeordnet werden. Andere Studien konnten zeigen, dass ein Extrakt der Wurzel eine deutliche Steigerung der körperlichen Leistungsfähigkeit erbrachte.

– TAIGAWURZEL ZUR MENTALEN UND KÖRPERLICHEN STÄRKUNG –

Stress ist Anspannung. Es ist daher wichtig zu lernen, wie man sich gezielt entspannen kann. Aus gesundheitlichen Gründen sollten deshalb die Phasen der Anspannung von solchen der Entspannung abgelöst werden. Wenn bereits erste Symptome von Stressfolgen wie Erschöpfung, Immundefizite oder ähnliches zu bemerken sind, sollte man Heilpflanzen anwenden, die als Adaptogene bezeichnet werden, wie eben die Taigawurzel. Adaptogene sind, wie schon erwähnt, nicht gegen bestimmte Krankheiten gerichtet, vielmehr versetzen sie den Körper in die Lage, sich gegen krank machende Einflüsse besser schützen zu können. Sie beruhigen bei Stress, ohne zu sedieren und sie regen bei mentaler oder physischer Erschöpfung an, ohne aufzuputschen. Vor allem sorgen Adaptogene dafür, dass das vegetative Nervensystem wieder in ein Gleichgewicht kommt.

Die Taigawurzel unterstützt dabei, sich Stress besser anpassen zu können. Die Reaktion des Organismus auf Stress wird in drei Reaktionsphasen eingeteilt: Alarm, Widerstand, Erschöpfung. Die Inhaltsstoffe der Taigawurzel bewirken eine Reduzierung der Stressreaktion in der Alarmphase, verbessern den Widerstand und bewirken so eine Verzögerung des Erschöpfungsstadiums. Die Taigawurzel hilft also dabei, auch in Phasen von vermehrtem Stress leistungsfähig zu bleiben und zwar sowohl körperlich als auch geistig. Mit zunehmendem Alter ist der Organismus immer weniger fähig, sich an Stresssituationen anzupassen. Die Taigawurzel kann daher vor allem ältere Menschen dabei unterstützen, Belastungen mit erhöhter Widerstandskraft zu begegnen. Die Einnahme von Taigawurzeln kann zudem besonders jenen Menschen empfohlen werden, die unter chronischer Müdigkeit leiden.

– TAIGAWURZEL FÜR DAS IMMUNSYSTEM –

Auch unser Immunsystem kann durch stressbedingte Belastungen geschwächt werden. Durch Studien ausreichend belegt ist die immunstimulierende Wirkung der Taigawurzel. Die unspezifische Abwehr besteht aus Makrophagen (Fresszellen, die Bakterien, Pilze und Viren einschließen können). Sie bilden die »erste Angriffswelle« gegen Feinde. Die spezifische Immunantwort, auch »humorale Abwehr« genannt, besteht aus Lymphozyten, die gezielt gegen feindliche Eindringlinge vorgehen. Beide Abwehrsysteme werden durch die Taigawurzel gestärkt. Sie hilft dem Körper somit dabei, allgemein widerstandsfähiger gegen Infektionen, vor allem aber gegen durch Viren hervorgerufene Erkrankungen wie Influenza zu werden.

Als Droge zur Teezubereitung ist die Taigawurzel eher selten in der Apotheke zu finden. Es gibt aber fertige Präparate, meist in Drageeform. Auch als Eleutherococcus-Urtinktur kann man die Taigawurzel in der Apotheke beziehen. Es wird empfohlen, die Präparate maximal 3 Monate einzunehmen und dann eine mehrwöchige Pause einzulegen. Die tägliche Dosierung wird bei Dragées üblicherweise folgendermaßen angegeben: Zweimal täglich 1 Dragée, bei der Urtinktur zweimal täglich 10 Tropfen.

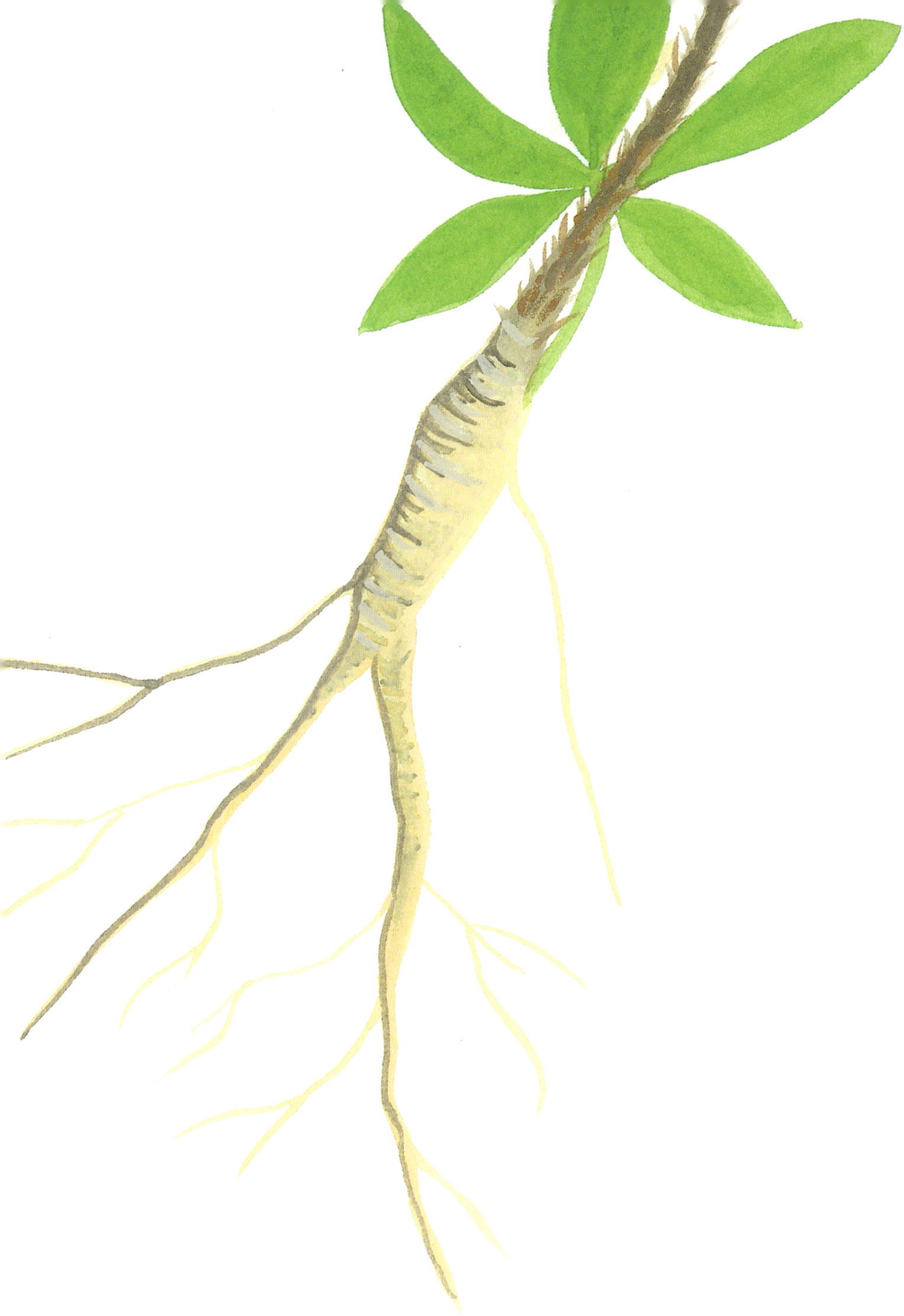

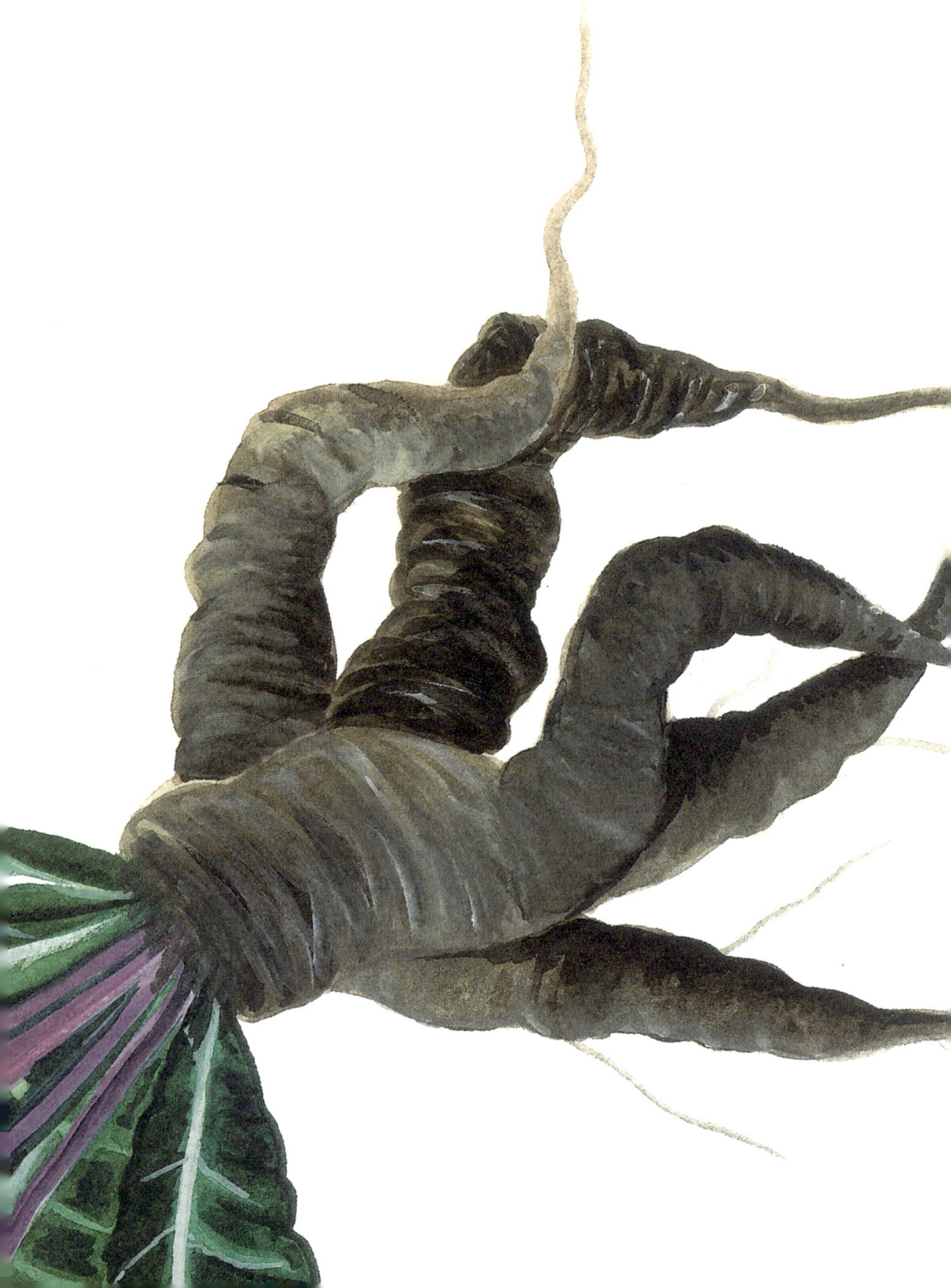

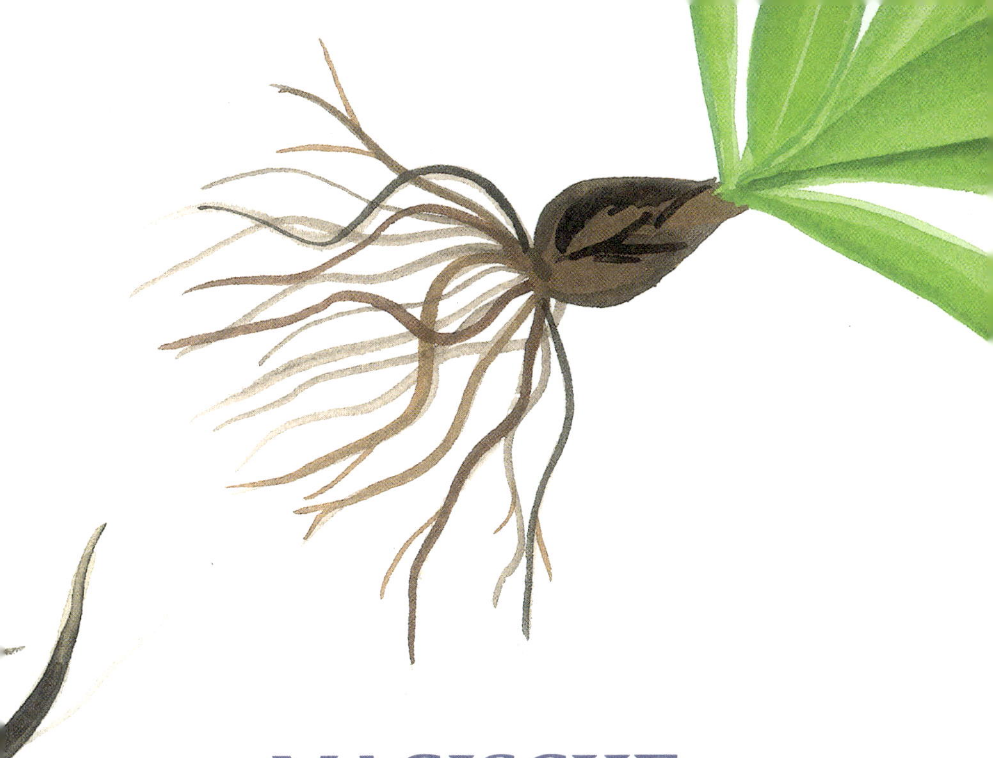

MAGISCHE WURZELN

Die Magie der Wurzeln ist so alt wie die Menschheit. Allermannsharnisch (*Allium victorialis*), Eberwurz (Golddistel, *Carlina*), Nieswurz (*Helleborus*) oder Weißwurz (Salomonssiegel) – vielen Pflanzen schrieb man Zauberkräfte aufgrund ihrer »Zauberwurzeln« zu. Als berühmteste Zauberwurzel, sozusagen das Zauberkraut Nr. 1, gilt seit jeher die Alraune (*Mandragora*).

ALLERMANNS-HARNISCH

(Allium victorialis)

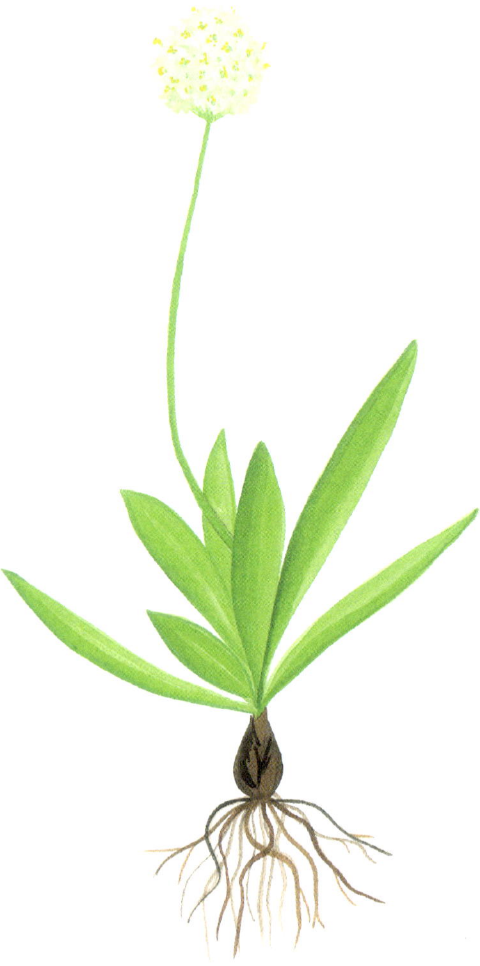

Als »Alraun der kleinen Leute« wurde der Allermannsharnisch oft bezeichnet und als solcher wurde die Zwiebel dieses Liliengewächses auf den Märkten angeboten. Er war oft auch Ersatz für den teureren Alraun. Die Wurzel ist süßlich schmeckend und von schwach veilchenartigem Geruch. Die verbreiteten Bezeichnungen »Allermannsharnisch« und »Siegwurz« haben ihren Ursprung im Mittelalter. Der Name »Allermannsharnisch« kommt daher, weil »die Wurzel überzogen ist von Herlein in Gestalt eines Panzers«.

Dem Aberglauben nach hat diese Pflanze Zauberkräfte. Abergläubische Leute glaubten vormals, wenn sie eine Zwiebel dieser Blume bei sich trügen, wären sie gegen Hieb und Stich sowie gegen böse Geister und giftige Dämpfe geschützt. Auch daher wird der Name »Allermannsharnisch« abgeleitet. Angelehnt an die abergläubischen Überlieferungen zur Alraune nannte man den Wurzelstock dieses Krautes auch »Glücksheinzel« oder »Galgenmännchen«. Er sollte den Besitzer vor bösen Einflüssen bewahren, sowie ihm Glück im Spiel bescheren. Eine solche Allermannsharnisch-Alraune aus dem Besitz Kaiser Rudolfs II. wird noch heute in der Wiener Hofbibliothek aufbewahrt.

GEMEINE ALRAUNE

(Mandragora officinarum)

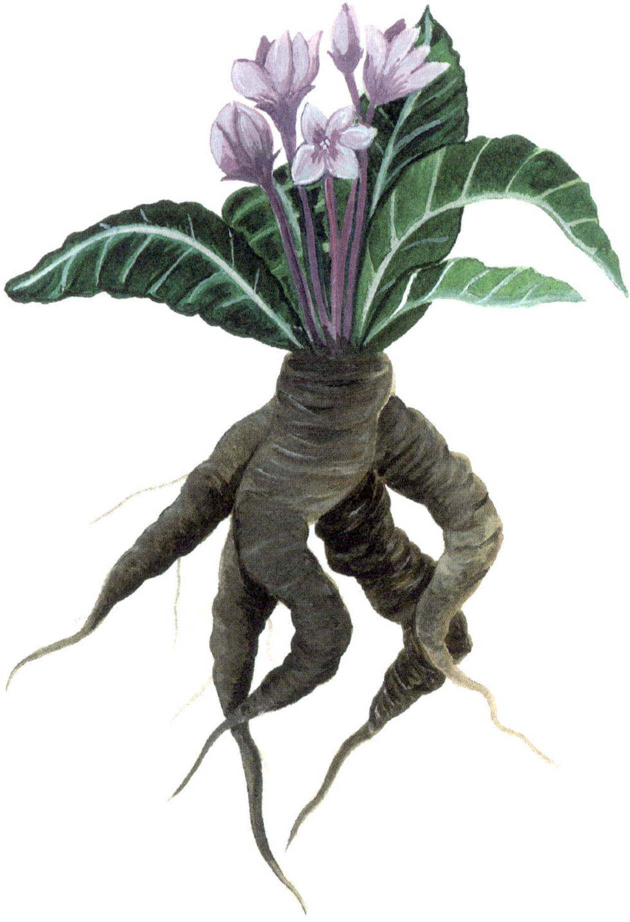

Die Gemeine Alraune, auch Alraunwurzel genannt, ist eine Pflanzenart aus der Gattung der Alraunen (*Mandragora*) in der Familie der Nachtschattengewächse (*Solanaceae*). Die fleischige, kräftige, oft in zwei bis drei Teile gespaltene Pfahlwurzel wächst reich verzweigt und wurzelt bis zu 40 Zentimeter tief.

Keinem anderen magischen Gewächs wurde so viel Interesse und Beachtung geschenkt wie der Alraunwurzel. *Alruna* ist die althochdeutsche Bezeichnung für mythische Wesen wie Elfen, aber auch Alben, Kobolde und andere Wesen, denen magische Fähigkeiten zugesprochen wurden und die im Geheimen wirkten. Später wurde dieser Name dann auf die Wurzel der Mandragora übertragen, einer Pflanze, die bei uns nicht heimisch ist, deren getrocknete Wurzeln aber als Zaubermittel seit jeher geschätzte Handelsobjekte waren. Im Wort *Alruna* findet sich auch *runen* bzw. *raunen*, also heimlich reden, im Wortstamm. Daher bedeutet Alraune auch »die Raunende, die Wissende« und manch einer war davon überzeugt, dass die Wurzeln im Geheimen zu den Menschen sprechen könnten.

Die Mandragora ist ein Nachtschattengewächs und daher nahe verwandt mit Pflanzen wie der Tollkirsche, dem Binsenkraut sowie dem Stechapfel – und ebenso giftig. Ihr Aussehen und Wuchsverhalten unterscheidet sich sehr von ihren botanischen Verwandten und erfüllt mit seinen Eigenarten alle Kriterien einer Zauberpflanze. Ihre Heimat ist der Mittelmeerraum, wo sie vor allem auf Ödland und Schuttplätzen wächst. Im Frühling bildet sich eine Blattrosette, aus der gestielte, weiß-blättrige Blüten wachsen, die sich schließlich zu gelblichen Früchten, die kleinen Äpfeln gleichen, entwickeln. Noch während der Blüte beginnen die Blätter gelb zu werden und ziehen dann bald ein, sodass von der Alraune bis zum nächsten Frühjahr nichts mehr zu sehen ist. Noch auffälliger aber ist ihre Pfahlwurzel, die meist gespalten ist und daher in der Fantasie der Menschen mit

Menschenbeinen verglichen wurde. Pythagoras bezeichnete die Pflanze daher als »anthropomorph«, also menschenähnlich und man nannte sie auch »Halbmensch«.

In alten Zeiten unterschied man die Alraunen je nach ihrer Wurzelform in »Männlein« und »Weiblein«, wobei den ersteren die stärkere Wirkung zugeschrieben wurde.

Ein weiteres Kriterium dafür, dass die Alraune als allmächtige Zauberpflanze betrachtet wurde, waren all die Geschichten um das »Alraunengraben«. Schon antike Autoren wie Plinius und Flavius Josephus schrieben über die Gefahr, dass die Wurzel beim Rausziehen aus der Erde einen Schrei ausstoßen würde, der unmittelbar zum Tod führt.

Flavius Josephus empfahl daher, einen schwarzen Hund an die Pflanze zu binden und ihn zu rufen. Der Hund würde kommen und so die Wurzeln rausziehen, was augenblicklich zu seinem Tod führen würde. Der Alraunengräber müsste sich die Ohren mit Wachs verstopfen, um das Geheul der Wurzel zu überleben.

Kein Wunder also, dass man auch im Mittelalter glaubte, dass das Ausgraben einer Pflanze mit menschenähnlichen und daher schmerzempfindlichen Wurzeln gefährlich sei. Sogar in medizinischen Schriften war nachzulesen, dass man sich beim Ausgraben eines Hundes bedienen sollte.

Auch in der Literatur schlug sich der Aberglaube um das Alraunengraben nieder. So lässt Shakespeare seine Julia sagen: »Weh, wenn ich zu früh erwachen sollte, / Wenn mich ein ekelhafter Dunst umqualmt, / Wenn's kreischt, als grübe man Alraunen aus, / Bei deren Ton der Mensch von Sinnen kommt.« Und im 2. Teil von Goethes Faust sagt Mephisto zu der verständnislosen Menge: »Da stehen sie umher und staunen / Vertrauen nicht dem hohen Fund, / Der eine faselt von Alraunen, / Der andere von dem schwarzen Hund.«

Dem Volksglauben nach wuchs die Alraune meist unter einer Richtstätte oder einem Galgen und man glaubte, dass sie aus dem Sperma der Gehenkten entstanden sei. Daher hatte sie auch oft den Beinamen »Galgenmännlein«. Betrachtet wurde sie aber in erster Linie als »Glücksmännlein«. Der Handel mit Alraunenwurzeln war im Mittelalter verbreitet und wurde hochbezahlt. Rudolf II., ab 1306 König von Böhmen, zahlte nachweislich 100 Taler für die Zauberwurzel, was auch für die damalige Zeit ein horrendes Vermögen war. Nicht immer konnte man sich sicher sein, ob die feilgebotenen Alraunen auch echt waren, oder ob deren Menschenähnlichkeit nicht etwa einem Schnitzmesser zu verdanken war. Noch weniger sicher war, ob es sich nicht um die Wurzeln anderer Pflanzen wie der Zaunrübe (*Bryonia dioica*) handelte. Die Strafen für das Alraunenfälschen waren zwar sehr hoch, konnten es aber nicht gänzlich unterbinden.

Es ist auch heute noch verständlich, dass jeder den Wunsch hatte, eine Alraune zu erwerben. Der Besitz der Wurzel bedeutete Hausglück, Gesundheit, Kindersegen, Reichtum und Ehre. Die Alraune sollte in der Nacht neben sie gelegtes Geld verdoppeln, den Wein vor dem Verderben und das Vieh vor dem Verhextwerden schützen. Außerdem verhalf sie angeblich zu günstigem Prozessausgang. Es gab beinahe nichts, zu dem die Alraune nicht imstande sein sollte. Daher kleideten die stolzen Besitzer die Wurzeln oft wie Puppen in Samt und Seide und legten sie in kostbar ausgeschlagene Schächtelchen. Häufig wurde für dieses universelle Zaubermittel sogar ein eigenes Eck eingerichtet, ähnlich einem Herrgottswinkel.

Zwei Pflanzen, die ebenfalls von vielen Sagen und Zaubereien umsponnen waren, wurden oft als Ersatz für die echte Alraune benutzt: G. W. Gessmann (Berlin: Karl Siegismund, 1922) beschrieb diese Pflanzen in seinem Werk »*Die Pflanze im Zauberglauben und in der spagyrischen Heilkunst*« folgendermaßen: »Unter diesen Namen kommen zwei Pflanzen in Betracht und zwar die bekannte ‚Runde Siegwurz' und die der Gattung der Irideen angehörige ‚Rote Schwertel'.)« Gemeint waren damit die Zaunrübe (*Bryonia doica*) und die Siegwurz, auch Allermannsharnisch genannt (*Allium victorialis*).

ZAUNRÜBE

(Bryonia dioca)

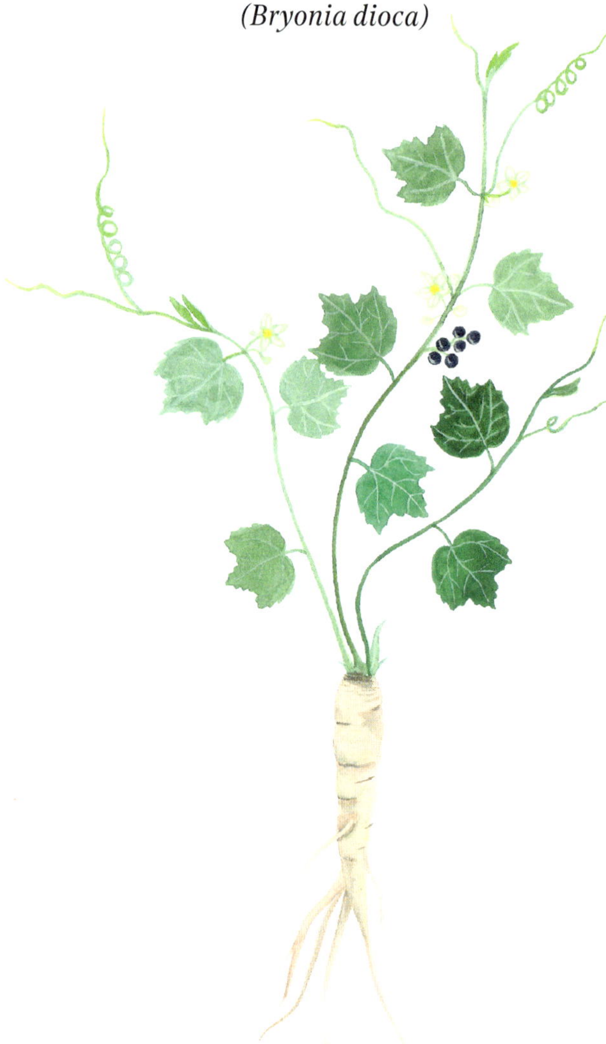

Die Zaunrübe ist eine giftige Pflanze, die in Europa heimisch ist. Schon in der Antike wurde sie als Zauber- und Heilpflanze verwendet. Viele ihrer folgenden volkstümlichen Namen zeigen deutlich, als welche Art von Zauberpflanze sie galt: »Faselwurz, Fiselwurz, Falsche Alraune, Feuerwurzel, Gichtrübe, Gichtwurz, Heilige Rübe, Scheisswurz, Stickwurz, Teufelsrübe, Tollrübe.«

Dioskorides empfahl sie gegen eine Vielzahl von Erkrankungen, riet aber auch zum vorsichtigen Umgang mit der Zaunrübe, weil er schon um ihre Giftwirkung wusste. Auch Hippokrates kannte die Zaunrübe und er verwendete sie gegen Tetanus. Im Mittelalter empfahl Hildegard von Bingen die Zaunrübe gegen Fußgeschwüre. Damals wurde die Wurzel oft zurechtgeschnitzt und dann als zauberkräftige Alraune verkauft. Hieronymus Bock schrieb dazu: »Ettliche Landstreicher machen mit schneiden Monstra aus der Wurzel, begraben sie in ein dürren Sand und verkaufen sie dann als Alraun.«

Die Zaunrübe wurde als Mittel gegen Schlaganfälle, Epilepsie, Rheuma, Geschwülste, Wundbrand und Schwindel verwendet. Da die dicke Wurzel meist abenteuerlich verästelt ist, bot sie sich als billiges Alraunen-Imitat geradezu an. In Osteuropa wurde die Zaunrübe sogar als Amulett genutzt. Sie galt zudem als Liebesmittel und als Liebestöter zugleich. Außerdem wurde sie für Abtreibungen verwendet, was aber häufig mit dem Tod der Schwangeren endete. Daher wird die Zaunrübe heutzutage auch nur noch homöopathisch verdünnt eingesetzt.

WURZELN – VERMITTLER DES LEBENS

Wurzeln umschließen wie ein dichtes Netz die ganze Erde. Sie nähren und hüten das Leben. Dieses geheimnisvolle Reich muss die Menschen seit jeher so sehr beeindruckt haben, dass sie das Bild der Wurzel auf alle wichtigen Bereiche des Lebens übertrugen. So sind etwa nicht nur die Pflanzen tief verwurzelt, sondern auch wir Menschen: in der Heimat, in der Sprache, in der Religion und auch in der Vergangenheit. Sogar die einzelnen Wörter einer Sprache haben ihre Wurzeln, wofür es eine eigene Wissenschaft, die Etymologie gibt, die ständig auf der Suche nach den »Wort-Wurzeln« ist.

Selbst in einer so logischen Wissenschaft wie der Mathematik werden »Wurzeln gezogen«. In der Schule lernt man, mit »Quadrat-Wurzeln« zu rechnen und sie anzuwenden.

Auch in der menschlichen Biologie gibt es zahlreiche Wurzeln. So sitzen unsere Zähne mit ihren Wurzeln fest im Zahnfleisch und im Kiefer. Verwurzelung ist hier genauso wichtig wie bei den Haaren.

In der deutschen Sprache finden sich zudem einige Metaphern, Sprichwörter und Redewendungen, in denen Wurzeln eine zentrale Rolle spielen.

Gleich, ob wir auswandern, oder uns neue »geistige Wurzeln« eröffnen – immer »schlagen wir neue Wurzeln«. Wer tief in seiner Heimat und seiner Kultur verwurzelt ist, stirbt an Heimweh, wenn man seine »Wurzeln rausreißt« – er oder sie ist »entwurzelt«.

Manche versuchen, die »Wurzeln der Liebe« oder die »Wurzeln des Hasses« zu finden. Auch Probleme und Konflikte sitzen oft so fest, dass man sie nur beseitigen kann, wenn man das »Übel bei der Wurzel packt«. Manche Tat, die verworren und unbegreiflich erscheint, wird erst klar, wenn man die Motive, die einen Menschen bewegen, bis zu den »geistigen Wurzeln zurückverfolgt«. Viele Menschen sind »tief verwurzelt in ihrem Glauben« und verlieren ohne ihn ihren Halt, ähnlich wie eine Pflanze, die »entwurzelt« ist.

Für all diese Verbindungen wird sprachlich das Bild der Wurzel heraufbeschworen. Am tiefsten aber sind wir wohl alle in der eigenen Vergangenheit »verwurzelt«. Diese Wurzeln reichen weit zurück, durch alle Stationen eines Lebens. Erlebnisse, Begegnungen, Menschen, oft bis ins Dunkel der vorangegangenen Generationen – seltsam verschlungen sind die Wege des Schicksals. Ein Traum über Wurzeln kann den Träumenden vielleicht an seine Familie und seine Herkunft erinnern. Oder er wird sich des Traumsymbols bewusst – dass er in einer neuen Umgebung Wurzeln geschlagen hat und sich heimisch fühlt. Ein Traum über Wurzeln kann den Träumenden vielleicht an seine Familie und seine Herkunft erinnern. Oder er wird sich des Traumsymbols bewusst – dass er in einer neuen Umgebung Wurzeln geschlagen hat und sich heimisch fühlt. Niemand kann sich losreißen von dem, was einmal war. Vielleicht gehen die »Wurzeln eines Lebens« auch noch tiefer. Wir können nur erahnen, dass auch wir Menschen tief verwurzelt sind – in Zusammenhängen, die wir nicht immer durchschauen können.

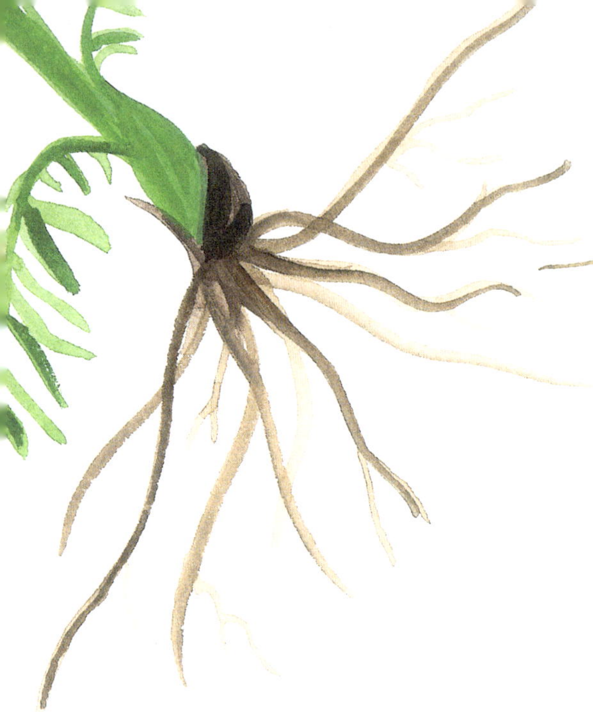

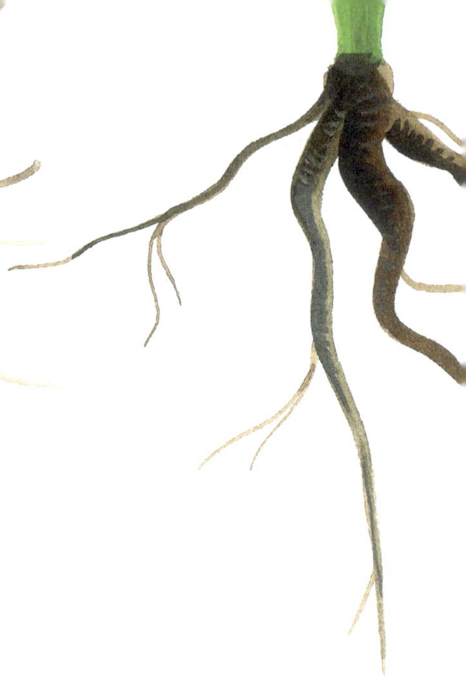

ALPHABETISCHES VERZEICHNIS

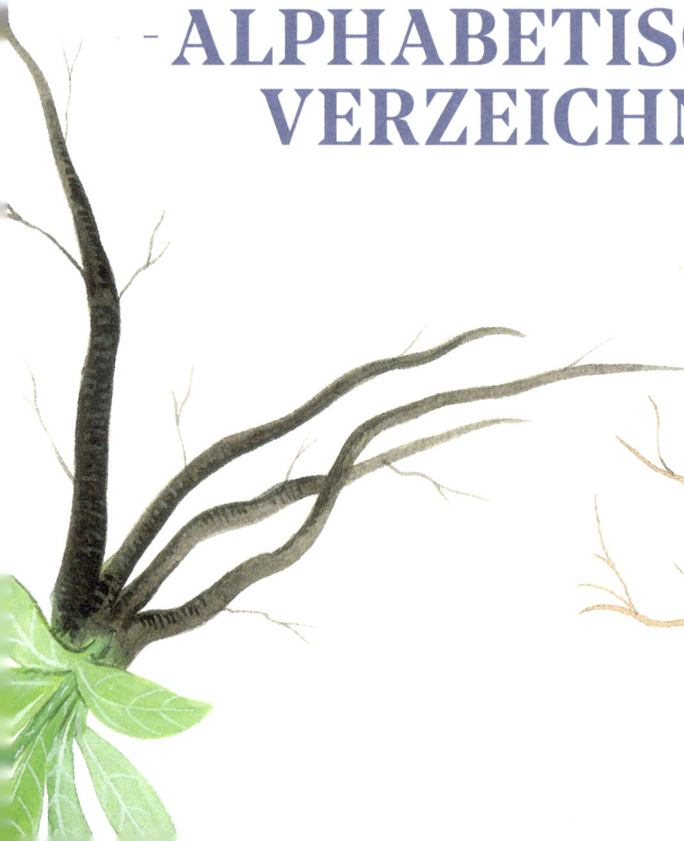

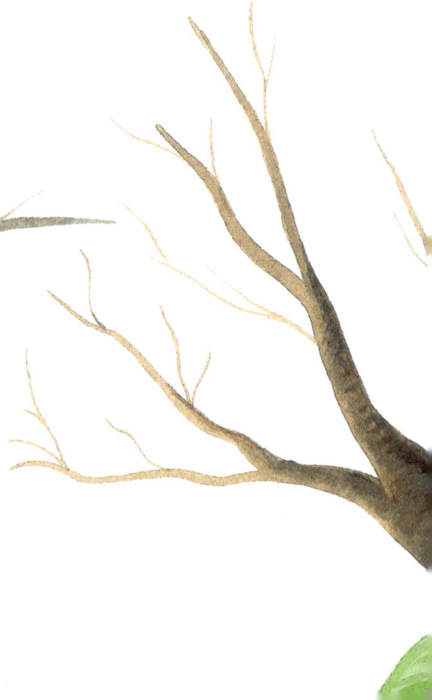

MIRIAM WIEGELE

hat Medizin, Pharmakognosie, Botanik und Ethnologie studiert und ist Expertin für alternative Heilmethoden. Seit vielen Jahren hält sie zu diesen Themen Seminare, produziert Radio- und Fernsehbeiträge und schreibt Artikel und Bücher. Ihr Wissen über die heilkundliche Wirkung von Pflanzen setzt sie auch in Konzepten für Arzneimittel um.

FSC® www.fsc.org MIX Papier aus verantwortungsvollen Quellen FSC® C014138

Sämtliche Angaben in diesem Werk erfolgen trotz sorgfältiger Bearbeitung ohne Gewähr. Eine Haftung der Autoren bzw. Herausgeber und des Verlages ist ausgeschlossen.

1. Auflage

Gesetzt aus der Noe Text und der Mallory

Medieninhaber, Verleger und Herausgeber:
Red Bull Media House GmbH
Oberst-Lepperdinger-Straße 11–15
5071 Wals bei Salzburg, Österreich

Umschlaggestaltung, Layout & Satz: wir sind artisten
Lektorat: Elisabeth Skardarasy
Illustrationen: Veronika Halmbacher

Printed by Finidr in Czech Republic

ISBN 978-3-7104-0245-6